ÊTRE VÉGÉTARIEN

ÊTRE VÉGÉTARIEN

Tout savoir sur le mode de vie veggie

Alexandra de Lassus

illustrations
Simon Sek

CHÊNE

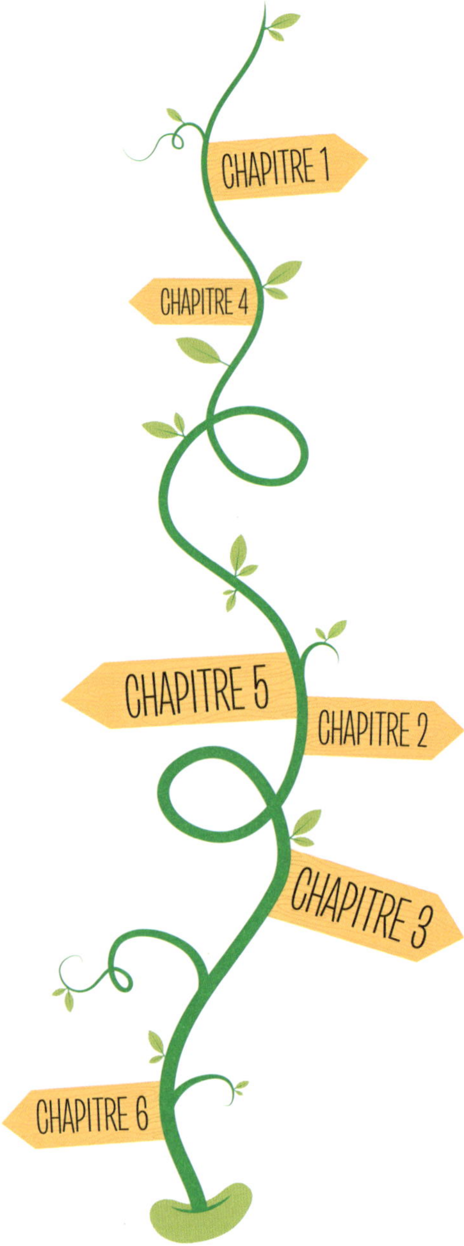
CHAPITRE 1
CHAPITRE 4
CHAPITRE 5
CHAPITRE 2
CHAPITRE 3
CHAPITRE 6

Sommaire

Introduction 7

Être veggie : histoire et tribus 8

Pourquoi être végétarien ? 26

Devenir végétarien 54

La cuisine végétarienne 74

Veggie au quotidien 100

Le coming-out végétarien 114

Conclusion 136

Table des matières 138

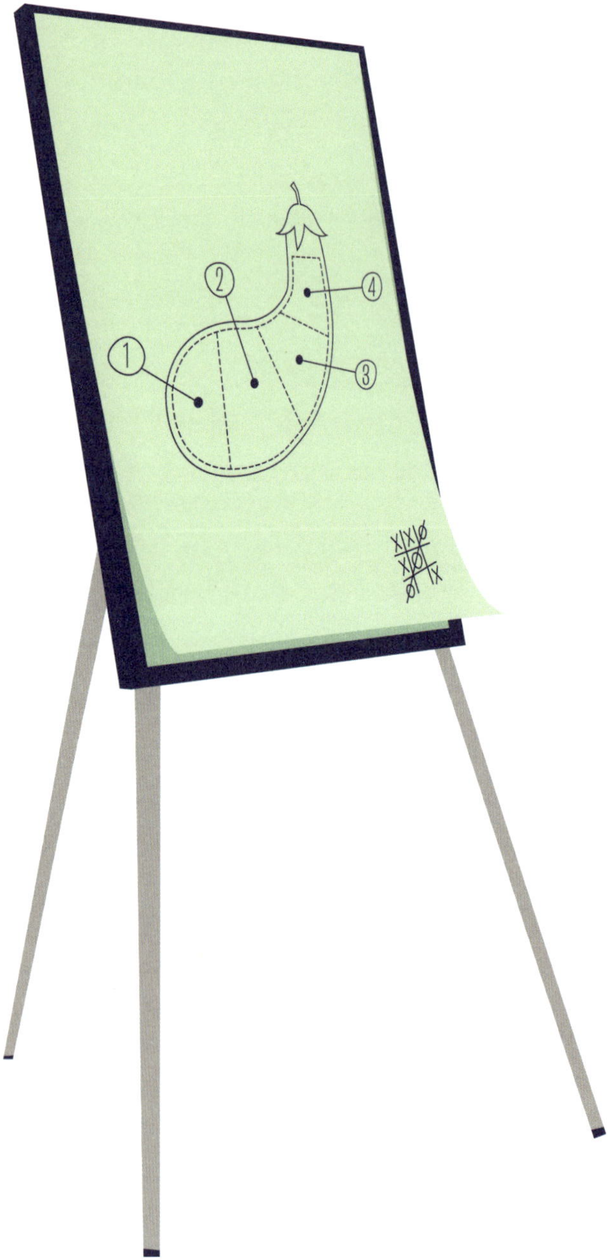
1
2
3
4

Introduction

Un végétarien mange-t-il du poisson ? Est-il difficile de se passer de viande ? Est-on en bonne santé quand on ne se nourrit que de végétaux ? Manger des animaux est-il « naturel » et bon pour la planète ?... Lorsqu'on pense aux végétariens ou qu'on envisage de devenir végétarien soi-même, une foule de questions viennent à l'esprit, auxquelles il est plus ou moins facile de trouver les réponses.

Longtemps, nous avons rêvé d'un livre qui permettrait de mieux connaître le mode de vie veggie, de ses motivations globales jusqu'à ses conséquences les plus quotidiennes. À force d'en rêver, nous avons fini par le réaliser.

Ce guide s'adresse donc en priorité aux curieux, aux aspirants végétariens et aux végétariens débutants. Mais il pourra également satisfaire les végétariens confirmés, qui y verront peut-être le cadeau idéal à offrir à leur belle-mère (celle qui s'entête à croire que son gigot est tellement bon qu'il réconcilierait n'importe qui avec la viande).

Dans cet ouvrage, pour des raisons pratiques, nous avons choisi d'appeler « carnivores » les personnes qui mangent de la viande. Certes, le terme n'est pas exact, et nous savons que les non-végétariens ne se délectent pas uniquement de viande saignante. De même, nous avons décidé de regrouper sous l'appellation « végétariens », ou « veggies », les différentes familles qui se reconnaissent dans le fait de ne pas se nourrir de chair animale. Nous espérons que ces termes ne blesseront personne et que chacun saura adapter nos propos à sa sensibilité.

Il y a aujourd'hui mille raisons d'être végétarien : écologiques, humanitaires, sanitaires, morales, éthiques...

Nous espérons que ce livre vous en fera adopter quelques-unes et qu'il vous donnera envie de rejoindre notre joyeuse table végétale. En France, nous sommes déjà plus de 2 millions.

En fait, il ne manque plus que vous !

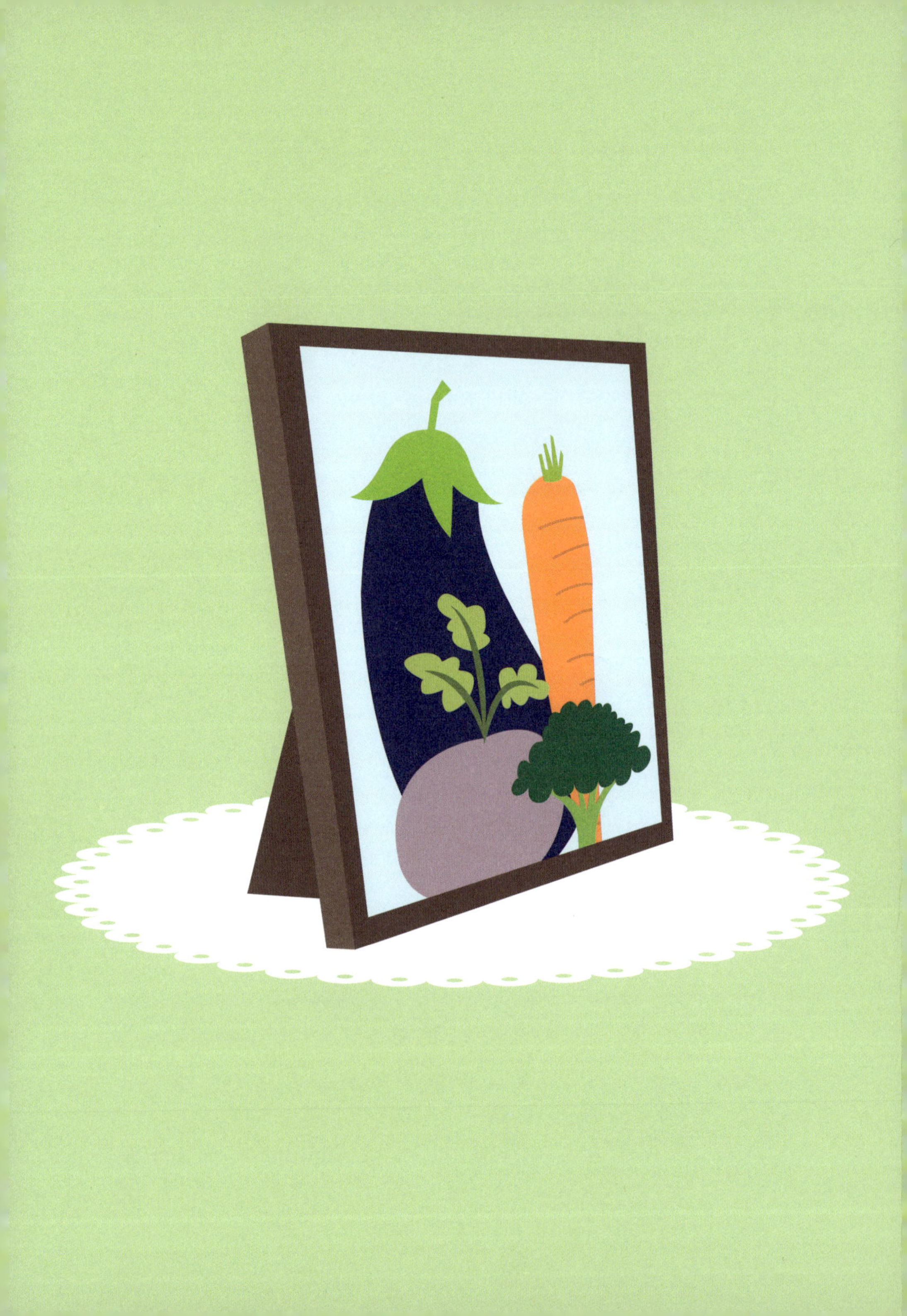

ÊTRE VEGGIE :

histoire et tribus

Les différentes familles

Au sens premier, être végétarien signifie ne pas manger de chair animale, que cette chair soit issue d'animaux terrestres ou marins. Il existe toutefois différentes familles au sein de la grande communauté des veggies.

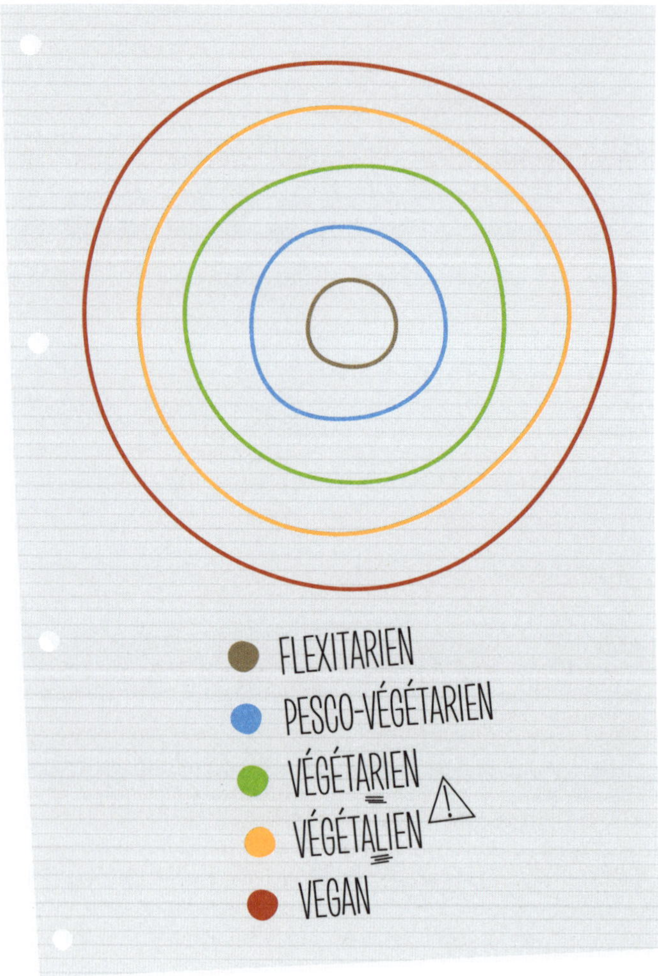

Végétarien

C'est la forme de végétarisme la plus répandue. Les végétariens – qu'on appelle aussi les lacto-ovo-végétariens – ne mangent pas de chair animale. Cela inclut tous les animaux. On ne distingue donc pas viande rouge, viande blanche, poisson, crustacés, mollusques, foie gras, etc. Il paraît utile de le préciser, car on demande souvent aux végétariens s'ils ne mangent ni poisson ni poulet. Est-ce parce que leur viande est moins gorgée de sang ? Où est-ce parce que nombreux sont ceux qui ont séché les cours de « sciences de la vie et de la Terre » ? En revanche, les végétariens peuvent manger des œufs et des produits laitiers.

Pesco-végétarien

Il existe des personnes qui ne mangent pas de viande qui « pousse sur terre », mais qui mangent du poisson et des fruits de mer. On les appelle les pesco-végétariens, même si – le poisson étant un animal – le terme « végétarisme » n'est pas très approprié.

Végétalien

Comme le végétarien, le végétalien refuse de se nourrir de chair animale (d'origine terrestre ou marine). Il exclut également de son alimentation ce que produisent les animaux (œufs, lait, fromage, miel, etc.), ainsi que les produits dérivés des animaux (gélatine, présure, etc.). Le végétalien ne consomme donc aucun aliment provenant du monde animal.

LES VÉGÉTARIENS MANGENT-ILS LES ŒUFS DE POISSON (CAVIAR, TARAMA, ETC.) ?

Les végétariens mangent les œufs de poule, de caille ou d'oie, mais pas les œufs de poisson… Ne serait-ce pas contradictoire ? Pas du tout ! Pour obtenir les œufs d'un poisson, il faut le tuer et l'éventrer afin de récupérer sa poche à œufs. Tandis que pour les poules, on attend que l'œuf soit pondu pour le récupérer, et l'animal n'est ainsi pas blessé par la collecte.

Vegan

Être vegan, ce n'est pas seulement observer un régime alimentaire. C'est un mode de vie qui exclut tout type d'exploitation animale au service de l'homme. L'alimentation vegane est donc végétalienne, mais les convictions de ses adeptes dépassent le cadre de l'alimentation. Les vegans évitent d'utiliser des matières d'origine animale (fourrure, cuir, laine, soie, cire d'abeille...), qu'ils remplacent par des matières végétales ou synthétiques. Ils veillent aussi à ne pas utiliser de produits testés sur les animaux et condamnent les divertissements qui les exploitent (cirque, corrida, zoo...).

Flexitarien

Un flexitarien est une personne qui, la plupart du temps, suit un régime végétarien, mais mange occasionnellement de la viande. Si ce régime vous tente, évitez de vous présenter en tant que « végétarien », mais préférez dire que vous êtes en transition. Dans la communauté veggie, nombre de puristes s'insurgent en effet contre l'utilisation abusive du terme « végétarien ». Pour être strict : un végétarien ne mange pas de viande, un point, c'est tout. Le terme « pesco-végétarisme » étant déjà perçu comme une hérésie, n'en rajoutez pas une couche.

D'OÙ VIENT LE MOT « VÉGÉTARIEN » ?

Le mot « végétarien » a été créé et utilisé pour la première fois par The Vegetarian Society en Angleterre, en 1847. Pourtant, le fait de choisir de ne pas manger d'animaux est une pratique philosophique bien plus ancienne, qui remonte aux enseignements de l'hindouisme.

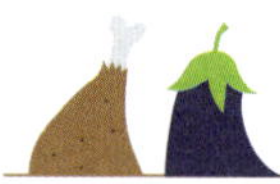

27 % des non-végétariens seraient prêts à le devenir, ou au moins à devenir « flexitariens », c'est-à-dire végétariens à mi-temps.

Source : sondage Opinion Way, réalisé en 2012 pour TerraEco sur un échantillon de 1 000 personnes, représentatif de la population française âgée de 18 ans et plus.

De tous les horizons

Quelle que soit leur famille d'appartenance, les végétariens viennent de tous les horizons. Ce peut être votre sœur, votre ami, la secrétaire de votre dentiste, un écrivain, un professeur, un postier… ou vous !

Absolument n'importe qui peut être végétarien. Il n'y a pas de critères sociaux ou professionnels requis. Il existe des végétariens de tous les âges, tailles, couleurs de peau, religions… Et, chez les veggies, tout le monde est accepté !

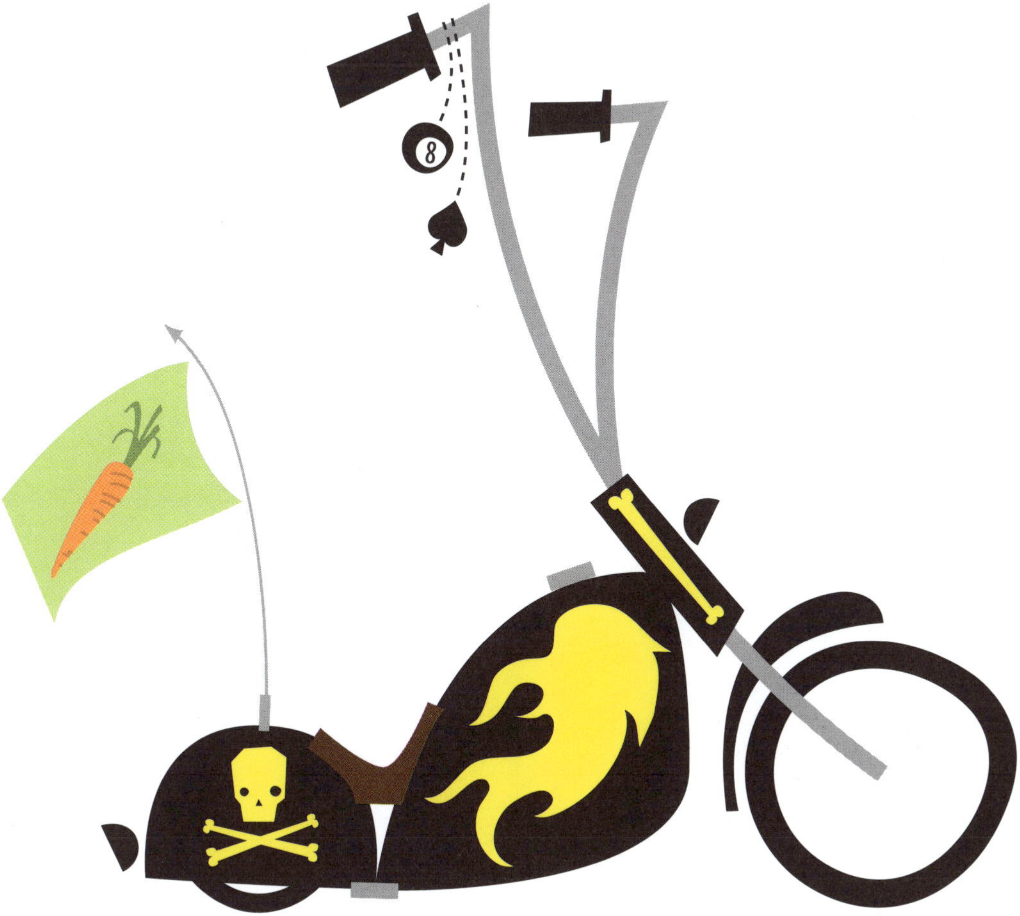

LA CARTE DU VÉGÉTARISME DANS LE MONDE

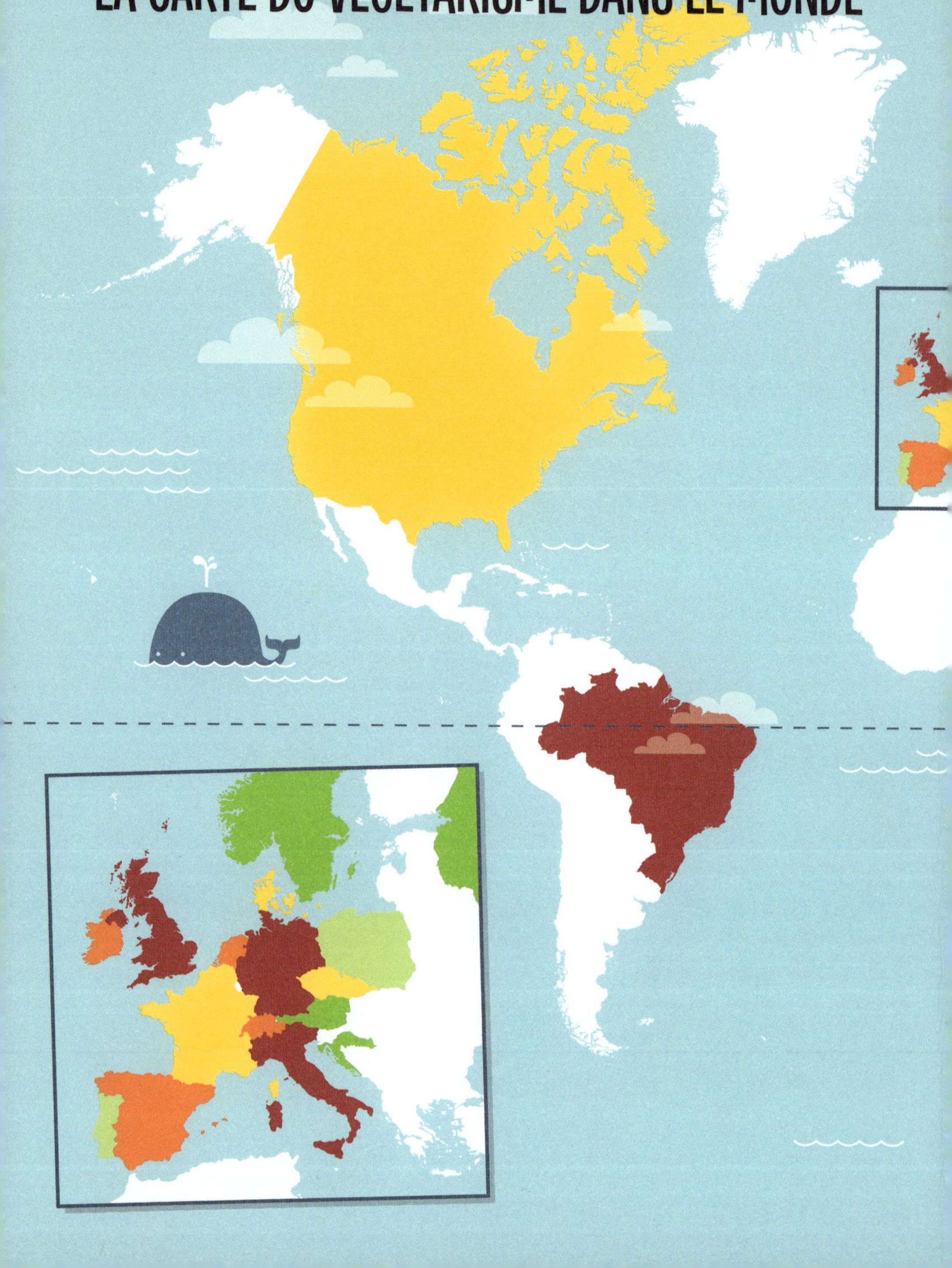

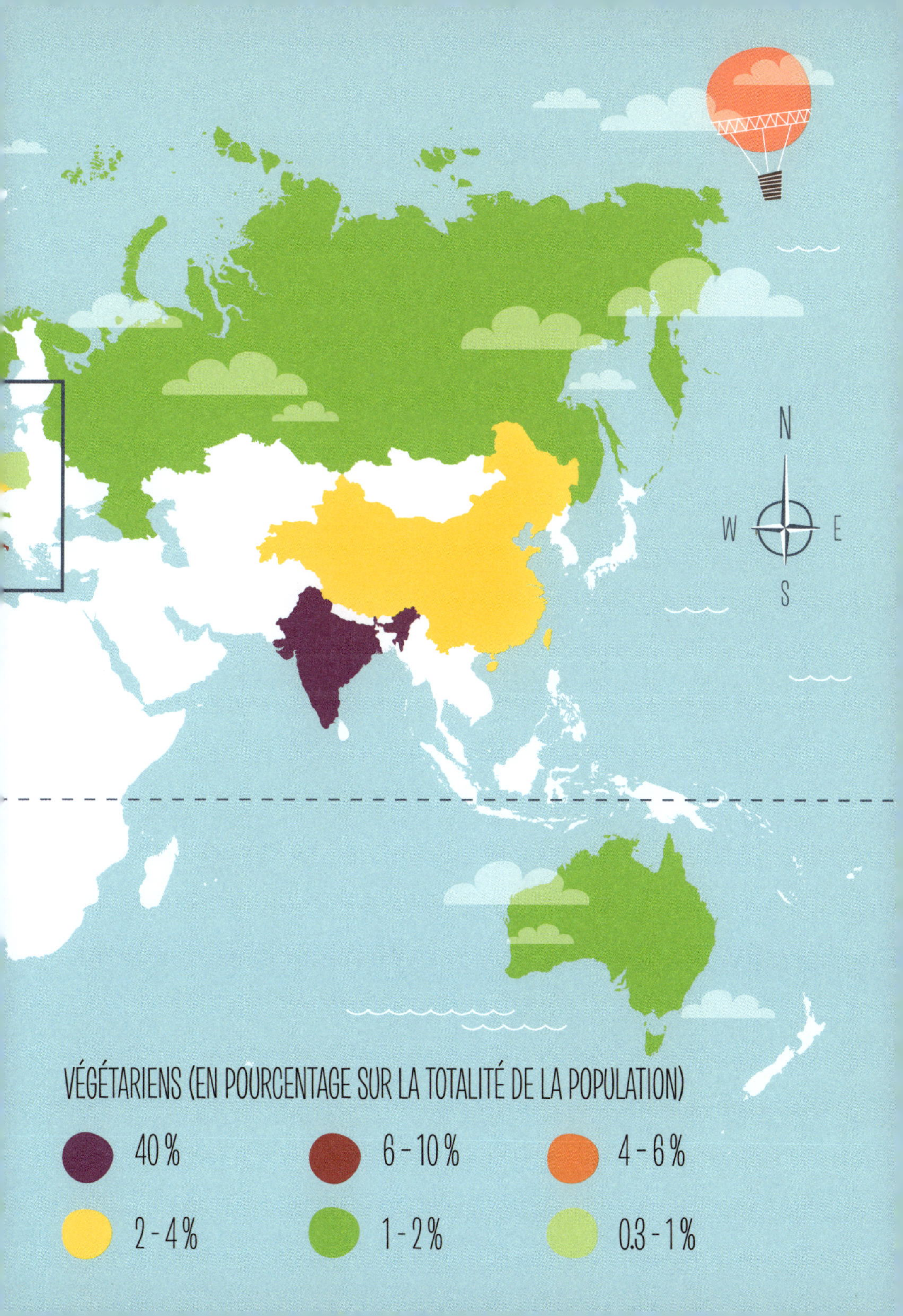
N
W
E
S
VÉGÉTARIENS (EN POURCENTAGE SUR LA TOTALITÉ DE LA POPULATION)
40 %
6 - 10 %
4 - 6 %
2 - 4 %
1 - 2 %
0.3 - 1 %

Le végétarisme à travers les âges

On se demande parfois si le végétarisme ne serait pas un truc de bobos, inventé de toutes pièces par nos sociétés contemporaines. Y a-t-il des traces de végétarisme chez nos ancêtres ? Ou sommes-nous génétiquement et historiquement destinés à être des mangeurs de viande ?

L'affaire des canines : l'homme des origines était-il carnivore ?

Le carnivore se plaît à voir dans son anatomie la justification de son régime alimentaire. L'argument est simple : si l'homme a des canines, c'est qu'il est fait pour être carnivore. Tempérons ces conclusions hâtives...

À moins d'être le rejeton de Nosferatu, nos canines ne sont en rien comparables à celles des carnivores ou des omnivores. Elles sont même totalement ridicules comparées à celles des ours, des loups, des chiens ou des félins. Les canines de carnivores sont longues, acérées, cylindriques, pointues et très puissantes. Elles leur permettent de tuer et de dévorer leurs proies sans instrument. Plus modestes, nos canines nous servent plutôt à croquer des fruits durs (comme des pommes)... ou à ouvrir un paquet de tofu quand on n'a pas de ciseaux. De toute façon, même impressionnante, la canine n'est pas un indicateur sûr d'alimentation carnée : on peut avoir de grosses canines et être naturellement veggie, comme le prouvent le bonobo et le gorille ; dotés de canines spectaculaires, ils sont pourtant... végétaliens !

Plus étrange encore, l'hydropote, cervidé aux canines surdimensionnées et super brouteur, est la preuve la plus spectaculaire (et la plus absurde) de la décorrélation entre canines et carnivorisme.

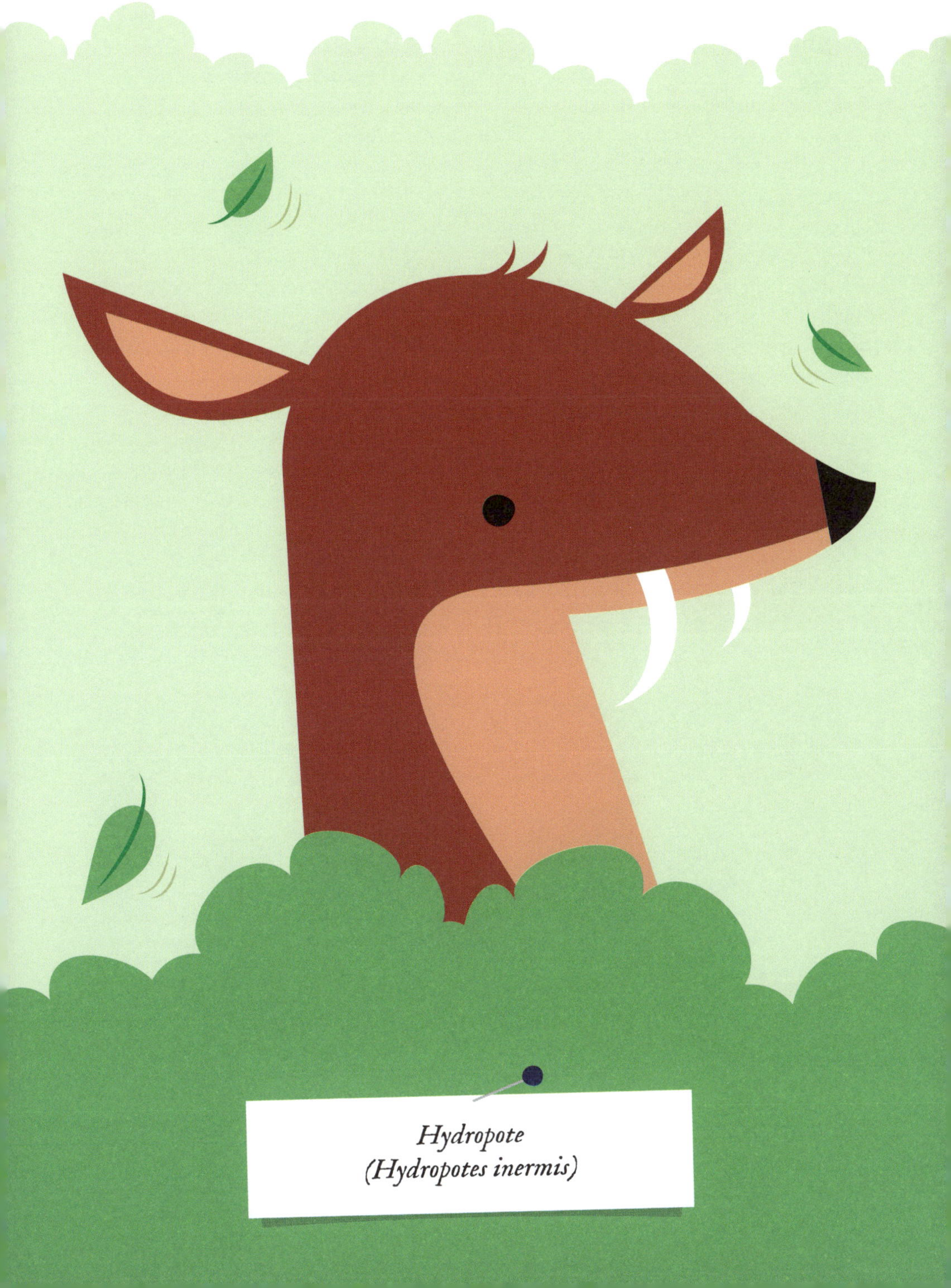
Hydropote
(Hydropotes inermis)

L'homme des cavernes, ce modèle

« Bon, OK, peut-être qu'on n'est pas génétiquement carnivores. Mais historiquement, hein ? Si on regarde l'homme des cavernes !... » Il n'est pas rare que l'homme moderne invoque les temps immémoriaux de l'homme des cavernes pour justifier sa passion contemporaine pour la viande, persuadé que l'argument aura autant de poids que la massue de ses ancêtres. Pourtant, il est tout de même curieux de se référer à l'homme préhistorique pour justifier nos comportements actuels. Prendre comme modèle une époque à laquelle on avait des chicots, où les femmes étaient outrageusement velues et où on vivait dans des grottes sans toilettes est un peu bizarre !

Les peintures rupestres le montrent : nous étions d'intrépides chasseurs, prêts à nous frotter au mammouth et au bison par tous les temps. Dans ce contexte aventurier, les végétariens étaient des *losers* qui souffraient de myopie et devaient rester à la grotte pour touiller la blanquette.
En réalité, pas tout à fait. Si l'homme de la préhistoire aimait sûrement se mettre en scène dans le rôle de l'intrépide chasseur guerrier, il ne mangeait sûrement pas que de la viande. En étudiant des empreintes de dents fossilisées, des anthropologues ont prouvé que nos ancêtres se nourrissaient principalement de fruits. Et ce, depuis les hominidés d'il y a 12 millions d'années jusqu'à l'homme de Néandertal, en passant par *Homo erectus*.

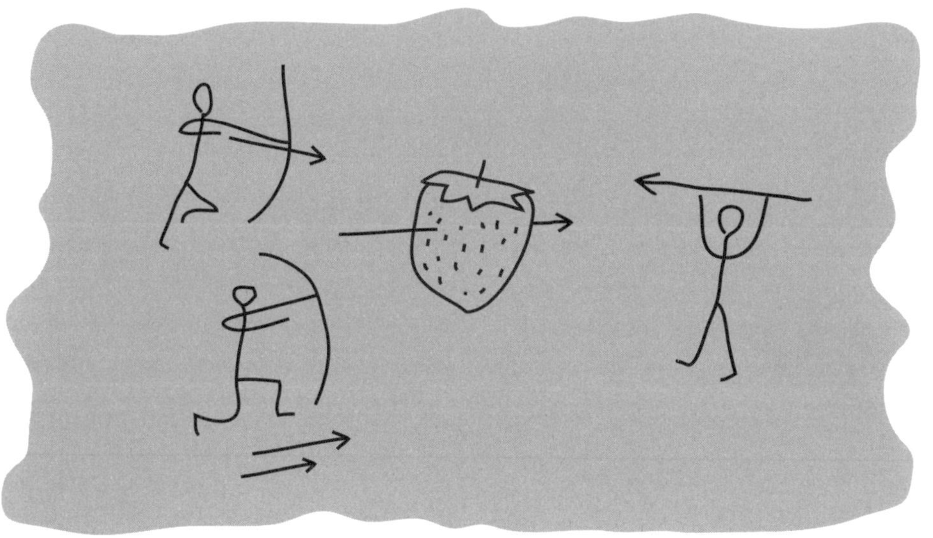

Dépasser le « naturel » et changer l'histoire

« Si l'homme des cavernes ne mangeait pas que de la viande, il en mangeait quand même. Depuis le temps que cela se pratique, manger de la viande est aujourd'hui très inscrit dans notre culture. » C'est vrai.
Néanmoins, l'homme évolue. Comme l'indiquait Charles Darwin, c'est même sa capacité à évoluer et à s'adapter à son environnement qui lui permet de continuer à exister. Si nous avons été de grands mangeurs de viande pendant une partie de notre évolution, cela ne veut pas dire que nous devons le rester éternellement.
Au fil du temps, notre intelligence, notre mode de vie, nos techniques de culture, notre perception et notre connaissance du monde nous ont permis d'avancer jusqu'à un point où nous pouvons nous passer de viande et décider de ce que nous mangeons. Le développement du commerce international nous permet de profiter d'une diversité de nourritures que nos ancêtres n'ont jamais connue. Comme nous le verrons dans le chapitre suivant, être végétarien nous sera même certainement bientôt nécessaire : il paraît en effet indispensable que nous modifiions notre mode d'alimentation si nous voulons continuer à vivre sur notre planète.
Qui plus est, d'un point de vue moral, l'histoire des hommes et de leur progrès se dessine selon une redéfinition permanente de ce qui nous paraissait juste antérieurement. C'est ainsi que nous avons renoncé à l'esclavagisme, accordé des droits aux femmes, souscrit aux valeurs de la démocratie, et que nous ne perpétuons pas des traditions qui nous paraîtraient aujourd'hui totalement arriérées et barbares.
En bref, aller dans le sens du végétarisme nous permet de nous tourner vers l'avenir et d'abandonner un passé qui n'est en rien un âge d'or auquel se référer pour justifier nos comportements actuels.

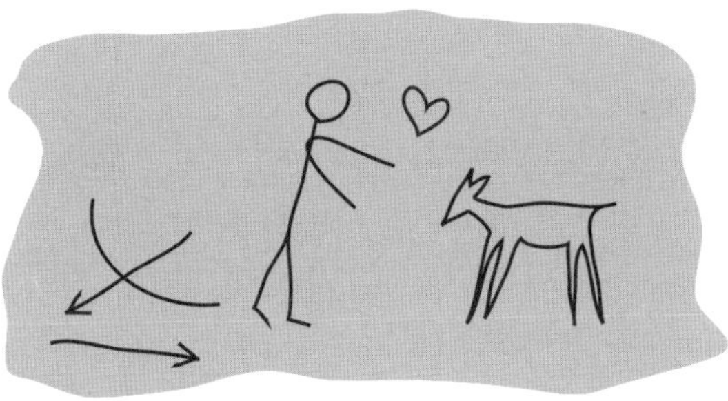

Le panthéon végétarien

Loin d'être une mode contemporaine, le végétarisme a compté de nombreux zélateurs dans l'histoire, dont certains particulièrement célèbres et admirables. Bienvenue dans le hall of fame *végétal !*

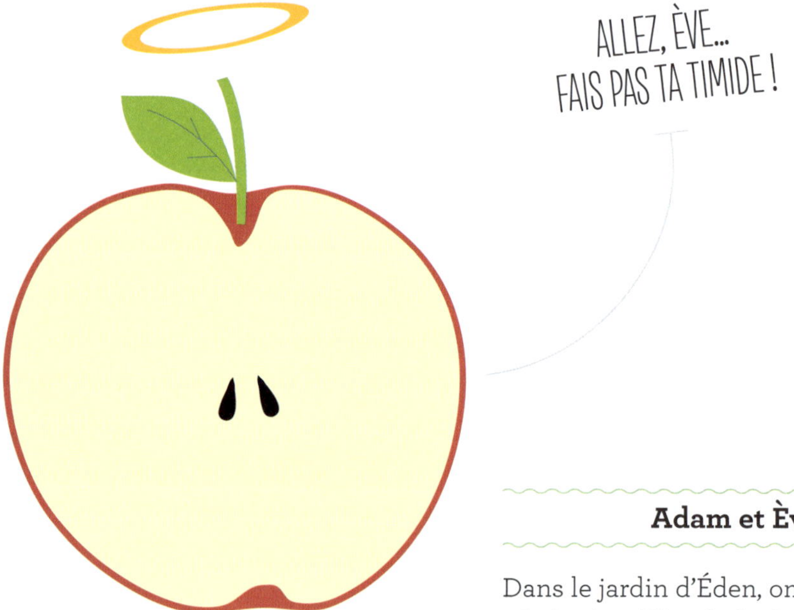

Adam et Ève

Dans le jardin d'Éden, on était végétarien. D'après la Genèse (1-29), Dieu avait été clair sur l'alimentation réservée aux humains : « Je vous donne toutes les herbes portant semence, qui sont sur toute la surface de la terre, et tous les arbres qui ont des fruits portant semence : ce sera votre nourriture. À toutes les bêtes sauvages, à tous les oiseaux du ciel, et à tout ce qui rampe sur la terre et qui est animé de vie, je donne pour nourriture toute la verdure des plantes. Et il en fut ainsi. »

Ce n'est qu'après la chute que les choses se sont corsées et que les animaux ont commencé à servir de nourriture.

Pythagore, philosophe et mathématicien grec, VIe siècle av. J.-C.

Il défendait le végétarisme et le respect des animaux, rejetant l'utilisation des animaux comme nourriture ou victimes sacrificielles, à une époque où l'on pensait que les dieux en étaient friands. Autant dire qu'il fallait des sacrées roupettes pour prendre le risque de se mettre Dieu à dos.

« Quiconque tranche avec un couteau la gorge d'un bœuf et reste sourd aux meuglements d'effroi, quiconque est capable d'abattre de sang-froid le chevreau hurlant et mange l'oiseau qu'il a lui-même nourri, est-il encore très éloigné du crime ? »

Plutarque, biographe et moraliste grec, Ier-IIe siècle apr. J.-C.

Dans ses *Trois Traités pour les animaux*, Plutarque défend le végétarisme comme la seule façon morale de vivre. Le fait de tuer des animaux pour s'en nourrir lui apparaît comme une profonde injustice, une activité amorale et meurtrière. Selon lui, les animaux sont dignes d'être respectés et de mener leur existence.

« Juste pour le plaisir de quelques pauvres bouchées de chair, nous privons une âme du soleil et de la lumière, et de la vie et du temps qui lui revenaient, et dont elle était née en ce monde pour jouir. »

Saint François d'Assise, religieux catholique italien, 1181-1226

Au début du XIIIe siècle, François d'Assise parlait aux animaux, qu'il appelait ses « frères » et ses « sœurs ». Émerveillé par toute la création et respectueux de tout être vivant, on dit qu'il savait prêcher aux oiseaux et convertir les loups. D'après Jean-Paul II, « Nous sommes aussi appelés à adopter la même attitude. »

Charles Darwin, naturaliste anglais, 1809-1882

Que le père de la théorie de l'évolution ait été végétarien, cela devrait faire réfléchir ceux qui pensent que régime carné et humanité sont intimement liés. « Le classement des formes, des fonctions organiques et des régimes a montré d'une façon évidente que la nourriture normale de l'homme est végétale, comme celle des anthropoïdes et des singes, que nos canines sont moins développées que les leurs et que nous ne sommes pas destinés à concourir avec les bêtes sauvages ou les animaux carnivores. »

Arthur Schopenhauer, philosophe allemand, 1788-1860

Influencé par le bouddhisme et l'hindouisme, il fut toute sa vie très engagé dans le végétarisme et le respect des animaux. Voyant un lien profond entre les êtres humains et les autres espèces, il en appelait à la compassion pour tout être vivant. « La compassion pour les animaux est intimement connectée avec la bonté, et on peut affirmer avec certitude que celui qui est cruel avec les animaux ne peut pas être un homme bon. » C'est moche pour l'amateur de bidoche !

Franz Kafka, écrivain tchèque, 1883-1924

Max Brod raconte qu'alors qu'ils se baladaient ensemble dans un aquarium berlinois, Franz Kafka se mit à parler aux poissons dans leurs cages de verre : « Je puis maintenant vous regarder sans remords, je ne me nourris plus de votre chair. » Comme quoi, la Petite Sirène n'est pas la seule capable de communiquer avec les poissons !

Léon Tolstoï, écrivain russe, 1828-1910

Pour Tolstoï, qui adopta le végétarisme en 1885, ne pas manger d'animaux était un moyen de mettre en acte un respect de la vie sous toutes ses formes et de développer nos qualités morales. « L'homme réprime inutilement en lui-même la plus haute aptitude spirituelle, la sympathie et la pitié envers des créatures vivantes comme lui. En violant ainsi ses propres sentiments, il devient cruel. La consommation de chair animale est absolument immorale, puisqu'elle implique un acte contraire à la morale : la mise à mort. »

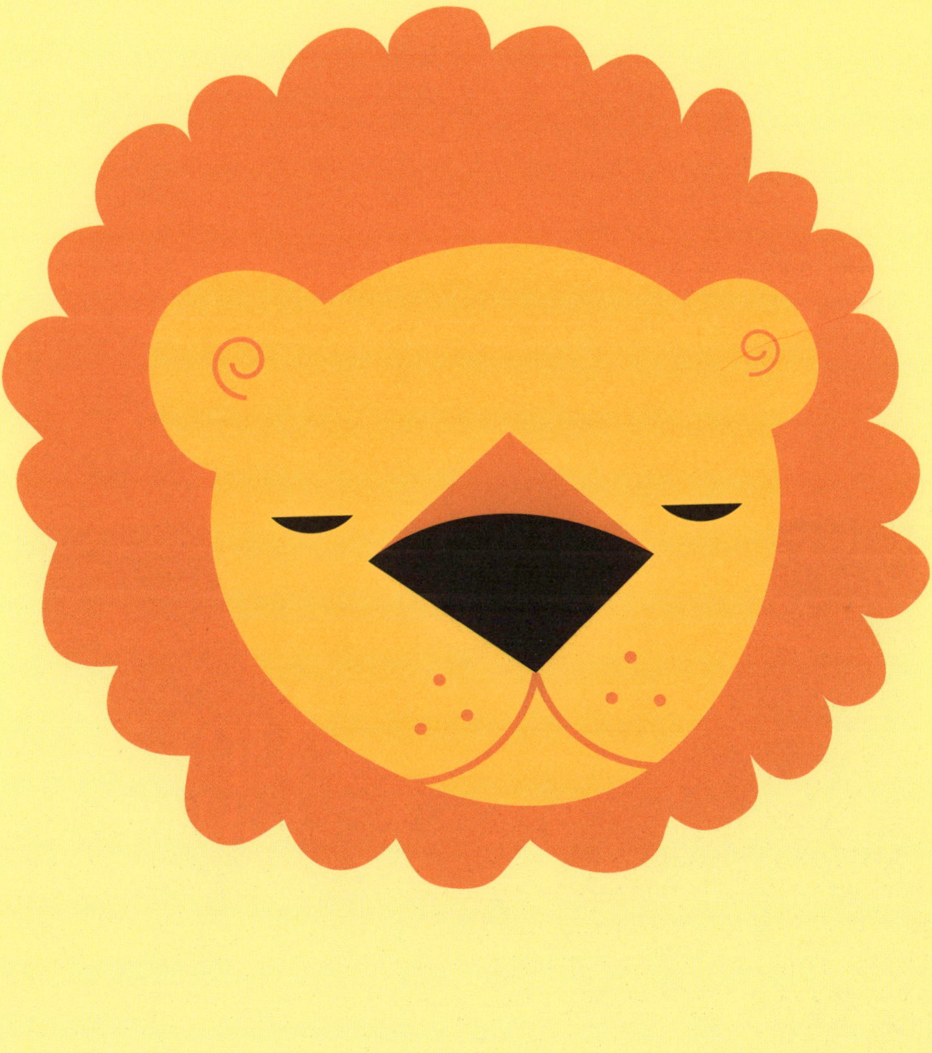

« NON, MAIS BON… NOUS, ON MANGE DE LA VIANDE PARCE QU'ON LA CHASSE !
ON VA PAS AU SUPERMARCHÉ… QU'ON SOIT BIEN D'ACCORD, HEIN ! »

Mahatma Gandhi, dirigeant politique et guide spirituel indien, 1869-1948

Pour Gandhi, le végétarisme était une affaire d'évolution spirituelle : « On reconnaît la grandeur et la valeur d'une nation à la façon dont celle-ci traite ses animaux. » « Je crois que l'évolution spirituelle implique, à un certain moment, d'arrêter de tuer les êtres vivants que sont les animaux, simplement pour satisfaire nos désirs physiques. »

Albert Einstein, physicien d'origine allemande, 1879-1955

Eh oui, Einstein aussi ! On a du beau monde, chez les veggies ! Selon lui, le végétarisme aurait une influence très positive sur l'humanité et son avenir : « Rien ne peut être plus bénéfique à la santé humaine ni accroître les chances de survie de la vie sur la Terre qu'une évolution vers un régime végétarien. »

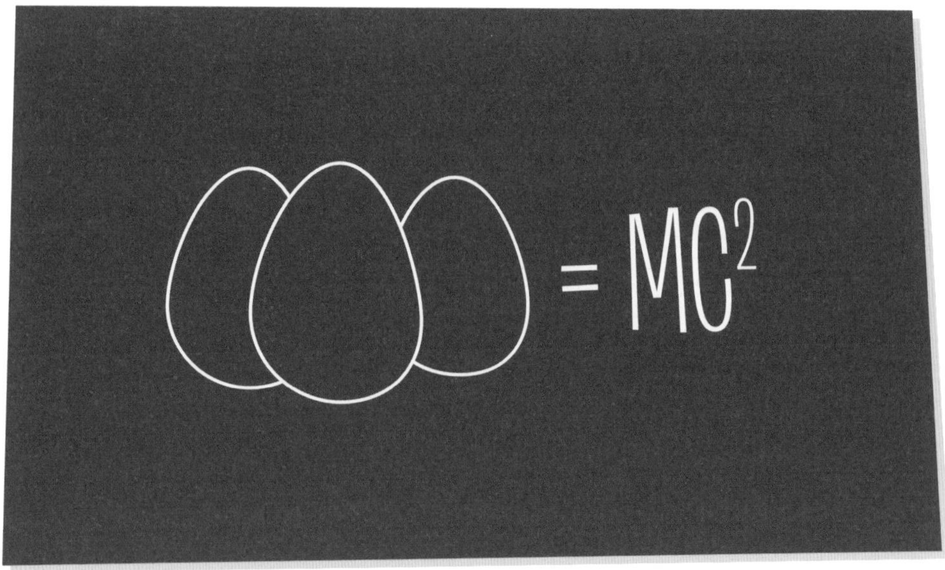

Milan Kundera, écrivain d'origine tchèque, 1929-

Décrivant comme personne la condition humaine, il n'en est pas moins sensible à la condition animale. Selon lui, l'abus de pouvoir et la domination sont condamnables, quels qu'en soient les objets : « La vraie bonté de l'homme ne peut se manifester qu'à l'égard de ceux qui ne représentent aucune force. Le véritable test moral de l'humanité, ce sont les relations avec ceux qui sont à notre merci : les animaux. Et c'est ici que s'est produite la faillite fondamentale de l'homme, si fondamentale que toutes les autres en découlent. »

Bill Clinton, ancien président des États-Unis, 1946-

Devenu végétalien pour des raisons de santé, il en fait depuis la promotion activement. Il a retrouvé son poids d'étudiant, son taux de cholestérol a baissé et il se sent plus énergique...

Natalie Portman, actrice américaine, 1981-

Le menu de son mariage avec le chorégraphe Benjamin Millepied était 100 % végétarien. Un sacré coup de « hype » pour la cause veggie !

Mais aussi...

Léonard de Vinci, le philosophe Jean-Jacques Rousseau, le poète mystique indien Kabir, le poète britannique lord Byron, les écrivains George Bernard Shaw et Marguerite Yourcenar, les musiciens Paul McCartney, Bob Dylan, Morrissey et Thom Yorke (chanteur de Radiohead), les acteurs Kim Basinger, Ben Stiller et Joaquin Phoenix, le réalisateur James Cameron, la juriste et essayiste Marcela Iacub, le patron de l'hebdomadaire *Le Point* Franz-Olivier Giesbert... et bien d'autres !

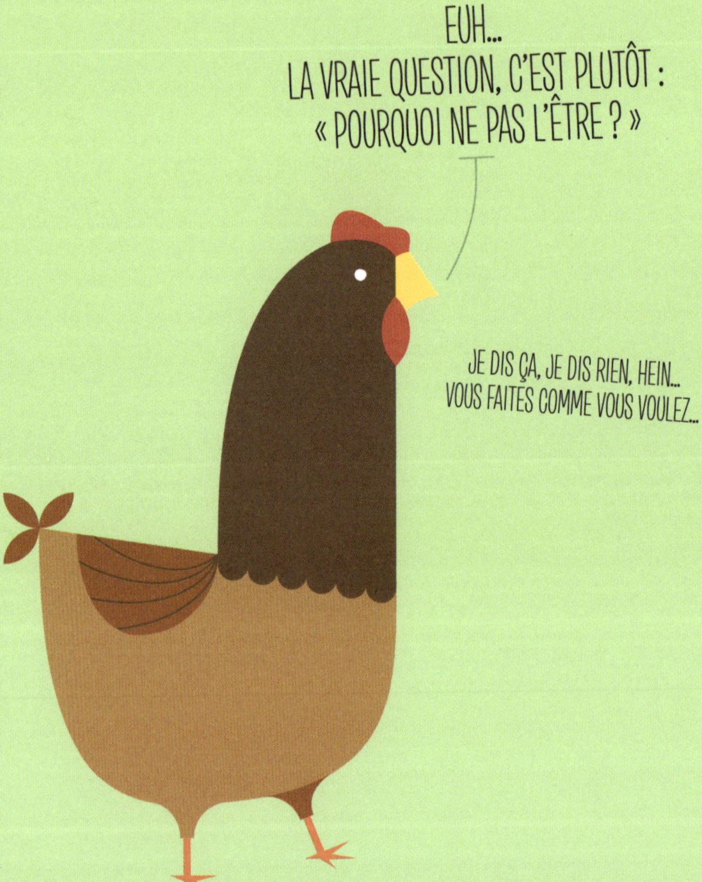
EUH…
LA VRAIE QUESTION, C'EST PLUTÔT :
« POURQUOI NE PAS L'ÊTRE ? »
JE DIS ÇA, JE DIS RIEN, HEIN…
VOUS FAITES COMME VOUS VOULEZ…

POURQUOI

être végétarien ?

Un végétarien est un carnivore informé

Il y a autant de végétariens que de raisons de le devenir. Les profils des végétariens sont en effet aussi divers que leurs motivations.

1 001 raisons

De nombreux arguments plaident en faveur du végétarisme, mais il n'est pas nécessaire de tous les adopter pour mesurer l'importance de réduire sa consommation de viande. Fondamentalement, la différence entre un végétarien et un carnivore n'est pas une différence de nature. C'est d'abord une différence en termes d'information. Si les mangeurs de viande étaient conscients de l'impact écologique, humanitaire, éthique et sanitaire de leur régime alimentaire, nombreux sont ceux qui s'ouvriraient à un mode de vie plus végétarien.

LES MOTIVATIONS EN FRANCE

75 % des végétariens le sont pour ne pas faire souffrir les animaux.

67 % voient dans le végétarisme une façon de consommer plus responsable et protectrice de l'environnement.

53 % pensent à des questions de santé.

Source : sondage Opinion Way, réalisé en 2012 pour TerraEco sur un échantillon de 1 000 personnes, représentatif de la population française âgée de 18 ans et plus.

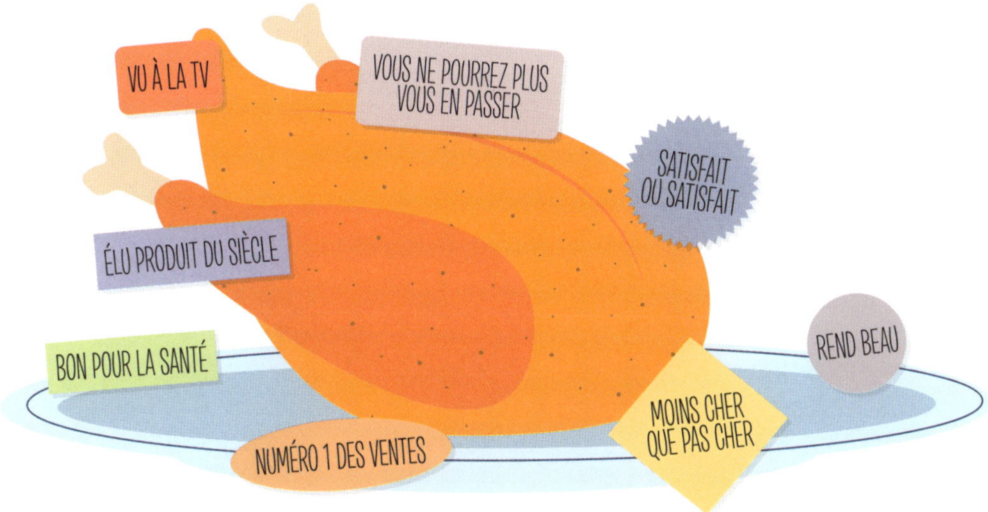

Désinformation

Aujourd'hui, manger de la viande est devenu une telle évidence que les voix dissidentes restent minoritaires. Même si les mentalités évoluent partout dans le monde, on continue d'apprendre en médecine ou en cours de nutrition qu'un régime carné est indispensable à notre survie. On continue aussi de croire aux messages émanant de l'industrie agroalimentaire comme s'ils étaient porteurs de vérité. Qu'on pense notamment à l'idée qu'il faille consommer des produits laitiers trois ou quatre fois par jour ; elle est contestée par deux spécialistes de la nutrition parmi les plus connus et les plus respectés sur la scène universitaire internationale : le Pr David Ludwig (professeur de pédiatrie et de nutrition à la faculté de médecine de Harvard et à l'hôpital pour enfants de Boston) et le Pr Walter Willett (professeur d'épidémiologie et de nutrition, président du département de nutrition de l'école de santé publique de Harvard).
Et si on détournait enfin notre attention de ce discours automatique pour enquêter réellement sur les effets des régimes carnés et végétaux ?

La condition animale

Dans notre société qui court après la productivité, le nombre d'animaux en souffrance est sans cesse croissant. Quel que soit l'animal présent dans notre assiette, il aura toujours quelque chose en commun avec les autres espèces : une mort atroce, et souvent une vie qui ne l'a pas été moins.

Élevage industriel

Il faut voir la vérité en face : l'élevage industriel n'est pas un élevage fermier. Évidemment, nous nous accrochons à une représentation nostalgique et bucolique de la production de nourriture. Comme dans les pubs d'un certain acteur de la filière du jambon, un enfant se balade à vélo dans une campagne verdoyante sur un air de flûte de pan. Sur le chemin, il fait coucou au petit cochon mignon qui va finir dans le roulé à la saucisse préparé par maman.

Dans la vraie vie, l'élevage industriel est bien loin de cette vision fantasmée de la réalité. C'est même un scénario de film d'horreur, perpétré et perpétué en toute légalité.

Dans les élevages industriels, il est ordinaire et autorisé de couper la queue, d'enlever les testicules et de limer les dents des porcelets à vif (arrêté du 16 janvier 2003). Pour que les poules pondeuses évitent de se battre, on leur coupe le bec à vif avec une lame chauffante. Maintenus dans des espaces exigus où leurs mouvements sont limités, les animaux peuvent développer un état appelé la « folie animale » : les poules se picorent entre elles, les porcs s'automutilent...

Les animaux sont maltraités, mal soignés, laissés à leur souffrance et à leur inconfort jusqu'au moment de leur mort.

La réalité de l'élevage est tellement sordide que nous avons peine à la concevoir. Pourtant, il suffit de taper sur YouTube le mot « élevage » pour regarder la vérité en face.

59 % des Français disent prendre en compte les conditions d'élevage des animaux lorsqu'ils achètent un produit alimentaire. Mais sont-ils vraiment au courant de ces conditions ?

Source : sondage IFOP, réalisé pour CIWF France, 2011.

Abattage

Dans l'élevage industriel, les animaux ne voient jamais la lumière du jour avant leur sortie pour l'abattoir. Une sortie pas franchement sympathique puisque, en attendant la mort, les animaux sont entassés dans des remorques surchargées, battus, blessés ou aiguillonnés pour les faire avancer. Quand arrive le moment de leur abattage (3 millions d'animaux sont abattus chaque jour en France), l'étourdissement préalable des animaux est obligatoire, pour que l'animal soit inconscient lorsqu'il est tué. Or, à cause de la cadence frénétique de l'abattage, l'étourdissement est souvent bâclé, et l'animal arrive régulièrement bien conscient sur le billot.

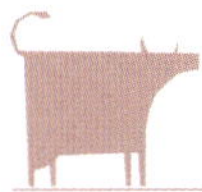

60 milliards d'animaux terrestres sont abattus chaque année pour les besoins de la consommation humaine. 2000 animaux sont tués chaque minute en France.

LA DÉROGATION HALAL

Dans le cadre strict de l'abattage rituel halal et casher, une dérogation permet d'abattre les animaux en pleine conscience, sans insensibilisation. Or, sous couvert de cette dérogation et pour éviter de s'équiper de deux chaînes d'abattage (ce qui serait moins rentable), de nombreux abattoirs français ont généralisé la pratique de l'abattage rituel, sans jamais le préciser au consommateur.

Ainsi, alors que l'abattage rituel devrait normalement représenter 10 % des abattages, il constitue pourtant 40 % des abattages pour les bovins et près de 60 % pour les ovins. En Île-de-France, la totalité de la viande abattue est halal ou casher (sauf le porc, bien entendu).

La poule et l'œuf

Difficile d'imaginer des conditions de vie plus misérables que celles des poules pondeuses de batterie. Regroupées par milliers ou dizaines de milliers dans des hangars obscurs, elles sont entassées dans des cages sans accès à l'extérieur, à peine plus grandes qu'une feuille A4, où elles ne peuvent pas même déployer leurs ailes. Sous elles, le sol grillagé et pentu leur abîme les pattes.
La lumière artificielle des lampes suspendues dans le hangar leur donne l'illusion du jour et de la nuit, et modifie leur rythme de ponte pour qu'elles fournissent 300 œufs en une année (soit deux fois plus qu'il y a cinquante ans).

Au bout d'un an de ponte, les poules sont envoyées à l'abattoir, pour être transformées en bouillons cubes, viande pour chiens et chats ou conserves.
Leur vie à bord du *Douleur Express* est néanmoins un peu plus longue que celle des 50 millions de poussins mâles qui sont tués en France chaque année, quelques minutes après leur naissance. Comme ils sont incapables de pondre et ne sont pas destinés à l'élevage de viande, on les supprime directement, par écrasement mécanique et étouffement au dioxyde de carbone.
Voilà le court destin qui attend les poussins mâles qui « ne servent à rien » dans le circuit alimentaire.

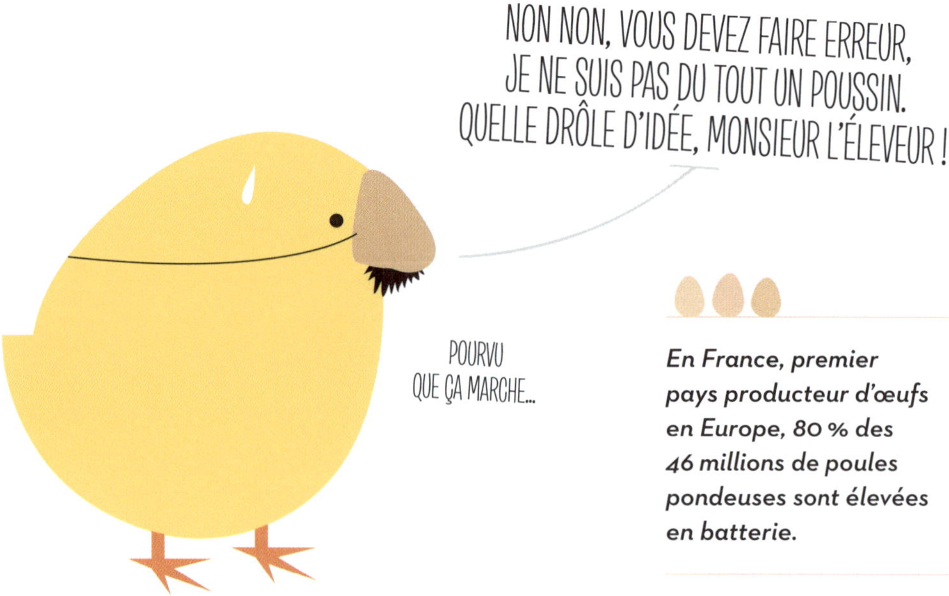

En France, premier pays producteur d'œufs en Europe, 80 % des 46 millions de poules pondeuses sont élevées en batterie.

COMMENT CHOISIR UN ŒUF ?

Acheter des œufs de poules élevées en batterie, c'est perpétuer la souffrance animale. Il est donc important de privilégier les modes d'élevage alternatifs qui limitent ces souffrances : au sol (en intérieur, mais sans cage), en plein air ou bio.

L'origine des œufs vendus en supermarché est identifiable grâce à un code figurant sur leur coquille. Le premier chiffre indique le mode de production.

3 : élevage en cage et en batterie. Les poules sont enfermées dans des cages minuscules sans lumière du jour.

2 : élevage au sol en bâtiment fermé. Les poules sont toutes entassées dans un hangar dont elles ne sortent jamais. La densité est de 9 poules par mètre carré.

1 : élevage plein air. La mention « plein air » signifie seulement « accès au plein air ». Les poules vivent en effet dans un hangar à forte densité (6 à 9 poules par mètre carré). En journée, elles ont accès à l'extérieur, où elles profitent de 4 m² de terrain par poule.

0 : élevage bio. Comme pour les poules de plein air, les poules sont réunies dans un hangar. En journée, elles ont accès à un parcours extérieur composé d'abris et de végétation. Elles sont nourries de manière biologique à 90 % minimum.

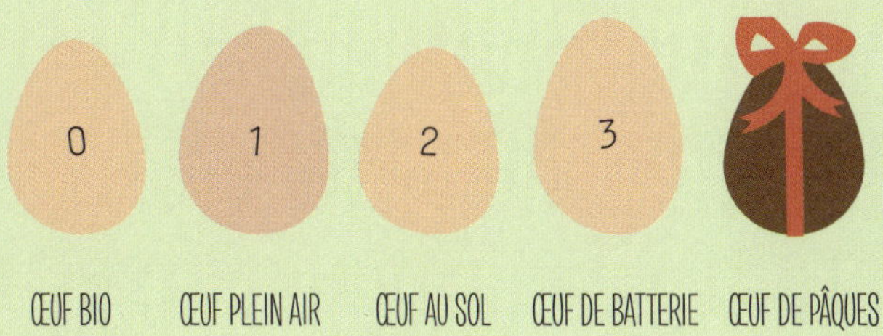

La pêche industrielle

Il est bien loin le temps de la pêche artisanale, où pépé passait son après-midi au bord du lac pour rapporter une carpe à sa famille.

Aujourd'hui règne la pêche industrielle, pratiquée selon trois méthodes principales : la ligne de traîne, le chalut et la senne coulissante.

En ce qui concerne les lignes de traîne, une étude a montré que, chaque année, elles causent la mort, en tant que « prise accessoire », de 4,5 millions d'animaux marins.

Cela paraît déjà énorme, mais la pêche au chalut est encore plus meurtrière. En effet, quelle que soit leur cible, les chaluts emportent tous les animaux marins sur leur passage.

La plupart d'entre eux ne présentant pas d'intérêt commercial, ils sont ensuite rejetés à la mer, morts ou agonisants. Cette pratique est aujourd'hui si commune qu'elle a même son petit nom : le *by-catch*. Certains chalutiers rejettent ainsi à la mer plus de 98 % de leur pêche.

La pêche de crevettes enregistre les scores les plus terrifiants : si les crevettes ne représentent en poids que 2 % de la quantité d'aliments marins consommés dans le monde, leur pêche est responsable de 33 % du *by-catch* mondial.

Quand on mange du poisson pêché en mer, on n'est donc pas responsable uniquement de la mort du poisson qui est dans son assiette, mais de celle de bien d'autres, qu'on ne verra ni goûtera jamais.

Qui plus est, les poissons ne se reproduisent pas assez vite pour « remplacer » ceux qui ont été pêchés.

À cause de notre appétit, les eaux des mers et des océans se vident à la vitesse grand V. Si l'on continue à ce rythme, de nombreux scientifiques prédisent l'extinction totale d'ici cinquante ans de toutes les espèces pêchées.

Et pas la peine d'accuser les autres : en Europe, la France est le plus grand pêcheur et consommateur de poissons des grands fonds.

89 % des requins-marteaux et 80 % des requins blancs et des requins-renards ont déjà disparu de l'Atlantique Nord-Est durant les vingt dernières années à cause du by-catch.

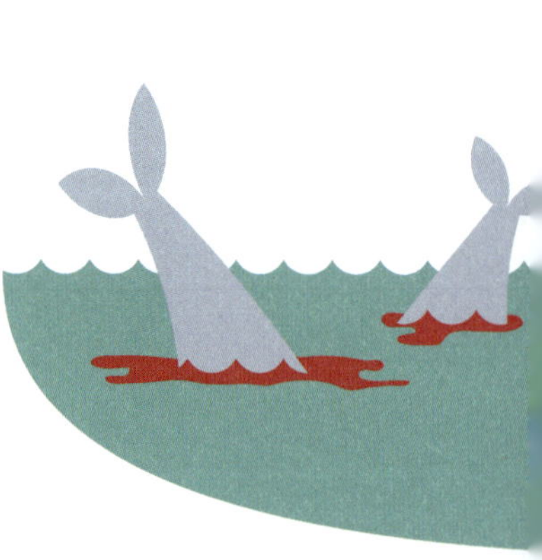

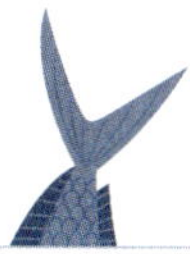

Les conditions d'élevage de poissons sont si ignobles qu'un taux de mortalité de 10 à 30 % est considéré comme positif par de nombreux intervenants du secteur de l'élevage de saumon.

L'élevage : sale histoire pour les poissons

Dans l'élevage, le destin des poissons n'est guère plus enviable.
Imaginez que vous deviez rester sous l'eau d'une piscine ultra-bondée où tout le monde urine et défèque sans discontinuer. Voilà la vie des poissons d'élevage. Gavés d'antibiotiques, ils grandissent en effet dans des bassins très exigus, où le peuplement est incroyablement dense. L'eau dans laquelle ils évoluent est si souillée qu'ils respirent mal et que leurs yeux saignent. Les poux de mer prolifèrent, provoquant des lésions ouvertes sur leur corps et rongeant parfois la chair de leur tête jusqu'à l'os. Il arrive même que les poissons s'entre-dévorent.
Une réalité à laquelle on ne pense pas trop quand on se la joue « soirée de l'ambassadeur » avec son citron et ses blinis.

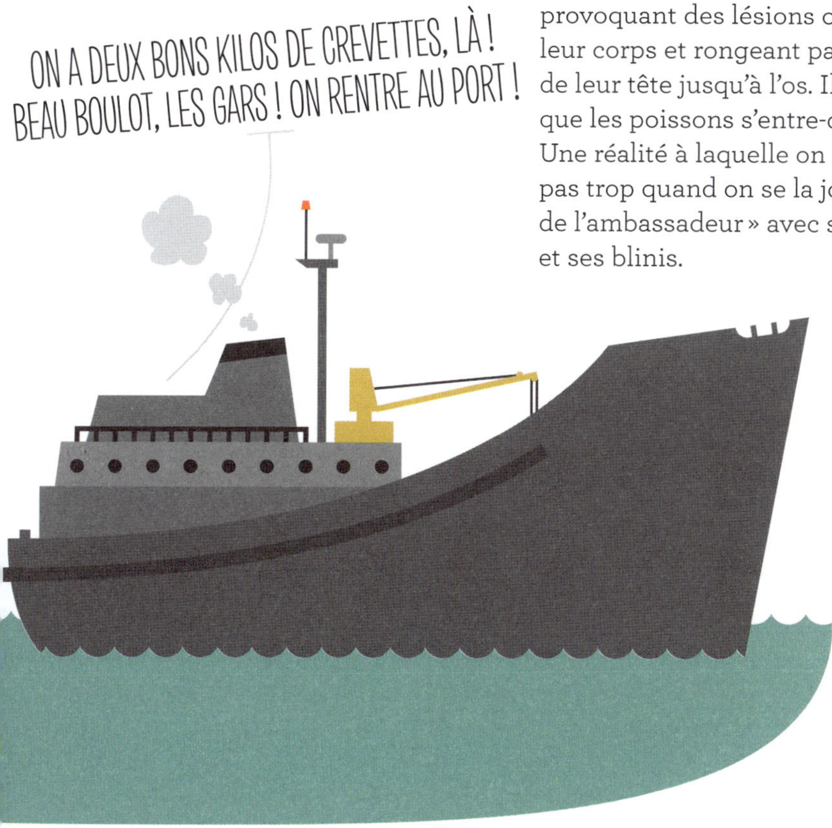
ON A DEUX BONS KILOS DE CREVETTES, LÀ !
BEAU BOULOT, LES GARS ! ON RENTRE AU PORT !

La souffrance animale

Aujourd'hui, seules les personnes encore convaincues que la Terre est plate pensent que l'animal ne ressent ni plaisir ni douleur. Les connaissances scientifiques ont démontré que les animaux ont une capacité à les ressentir très proche de celle des humains.
Le 7 juillet 2012, un groupe international de neuroscientifiques est allé encore plus loin en lançant la Déclaration de Cambridge, manifeste proclamant l'existence d'une conscience chez tous les mammifères, oiseaux et autres créatures.
Le statut d'animal comme être sensible est également reconnu par le droit : le traité européen de Lisbonne du 13 décembre 2007, ratifié par la France le 14 février 2008, comporte une disposition préconisant « le respect du bien-être des animaux, êtres sensibles ». Toute la législation sur l'animal rappelle que celui-ci est sensible et apte à ressentir la douleur et le stress.
Certes, un mouton n'est pas capable de composer la *Macarena* ou de résoudre un problème mathématique, mais il est capable de ressentir la souffrance. Dans la mesure où nous pouvons nous passer de viande pour vivre et être en parfaite santé, notre appétit et notre gourmandise justifient-ils le fait de faire souffrir ou de mettre à mort des animaux ? La souffrance et la vie animales ne sont-elles pas plus importantes que notre envie de manger une côte de bœuf ou des sushis ?

« MON CHIEN, C'EST DIFFÉRENT. » VRAIMENT ?

« Un poulet, c'est con », « les animaux sont là pour ça », « mon chien, c'est différent » : pour certains, il paraît acceptable d'infliger à certaines espèces d'animaux ce qu'on ne supporterait jamais de faire subir à une autre... On coiffe nos chihuahuas de capuches en skaï et on voue un culte aux chatons sur Internet tout en restant totalement indifférent à la souffrance des animaux d'élevage.

Et si ce dénigrement de certaines espèces n'était qu'une bonne excuse pour justifier le fait que leur exploitation et leur mort nous sont profitables ?

UNE VIE EXPRESS EN ENFER

Dans des conditions naturelles, un cochon peut vivre 20 ans. Il est abattu à l'âge de 6 mois.

Une vache peut vivre 20 ans. Un veau est abattu à l'âge de 3 mois, un bœuf avant ses 3 ans, une vache laitière avant 6 ans.

Une poule ou un coq peuvent vivre 7 ans. Le poulet de chair est abattu à 6 semaines. La poule pondeuse est envoyée à l'abattoir après 1 an de ponte.

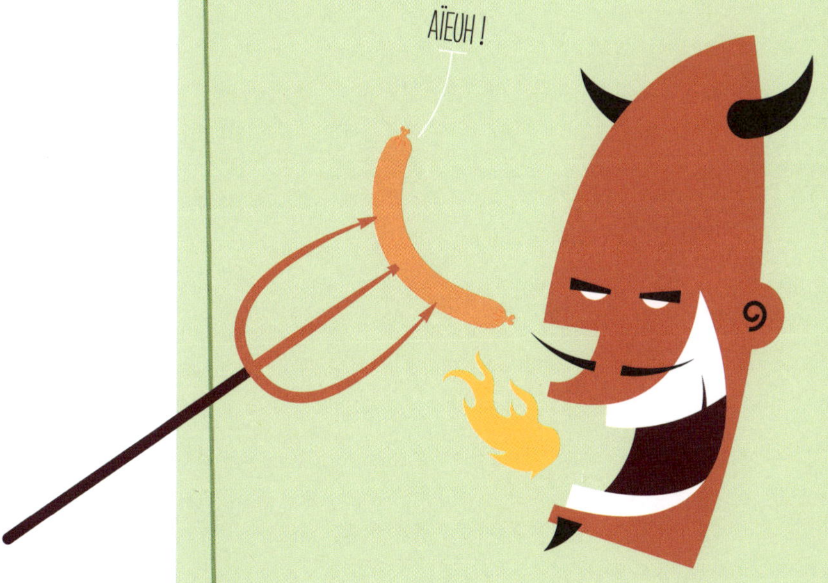

L'écologie

Notre régime alimentaire a un impact énorme sur l'environnement. Aujourd'hui, on ne peut pas sérieusement se prétendre écolo tout en continuant de manger de la viande.

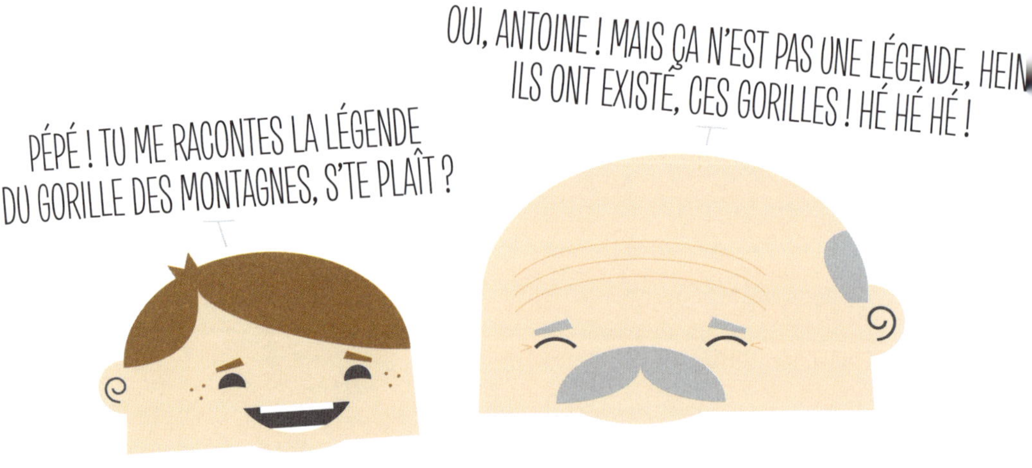
OUI, ANTOINE ! MAIS ÇA N'EST PAS UNE LÉGENDE, HEIN
ILS ONT EXISTÉ, CES GORILLES ! HÉ HÉ HÉ !
PÉPÉ ! TU ME RACONTES LA LÉGENDE
DU GORILLE DES MONTAGNES, S'TE PLAÎT ?

Une question sérieuse

Partout dans le monde, des enquêtes et des réflexions menées sur l'alimentation végétarienne émanent des plus grandes institutions et organisations scientifiques. La FAO (Food and Agriculture Organization of the United Nations), l'ONU, le World Resources Institute, l'INRA et le CIRAD (dans leur rapport sur les alimentations du monde à l'horizon 2050) arrivent tous aux mêmes conclusions : pour des questions environnementales, les citoyens du monde industrialisé devraient adopter le régime végétarien.

Consommation d'eau

L'élevage des animaux exige une énorme quantité d'eau à toutes les étapes : arroser les végétaux qui seront utilisés pour nourrir les animaux, abreuver le bétail, nettoyer les lieux d'élevage.
Alors qu'il faut 1 tonne d'eau pour faire pousser 1 kg de céréales, il faut 4 tonnes d'eau (4 000 l) pour produire 1 kg de volaille, 6 tonnes pour 1 kg de porc, 9 tonnes pour 1 kg de mouton et 15,5 tonnes pour 1 kg de bœuf.
À titre de comparaison, une douche de cinq minutes consomme entre 30 et 80 l d'eau. Ce qui veut dire qu'on économise plus d'eau en ne mangeant pas 450 g de bœuf qu'en ne se douchant pas pendant six mois !
Ces chiffres font réfléchir lorsqu'on sait que l'eau douce devient une ressource planétaire de plus en plus rare… et qu'un milliard de personnes n'ont toujours pas accès à l'eau potable.

70 % des prélèvements d'eau du monde sont consacrés à l'agriculture, et principalement à l'élevage.

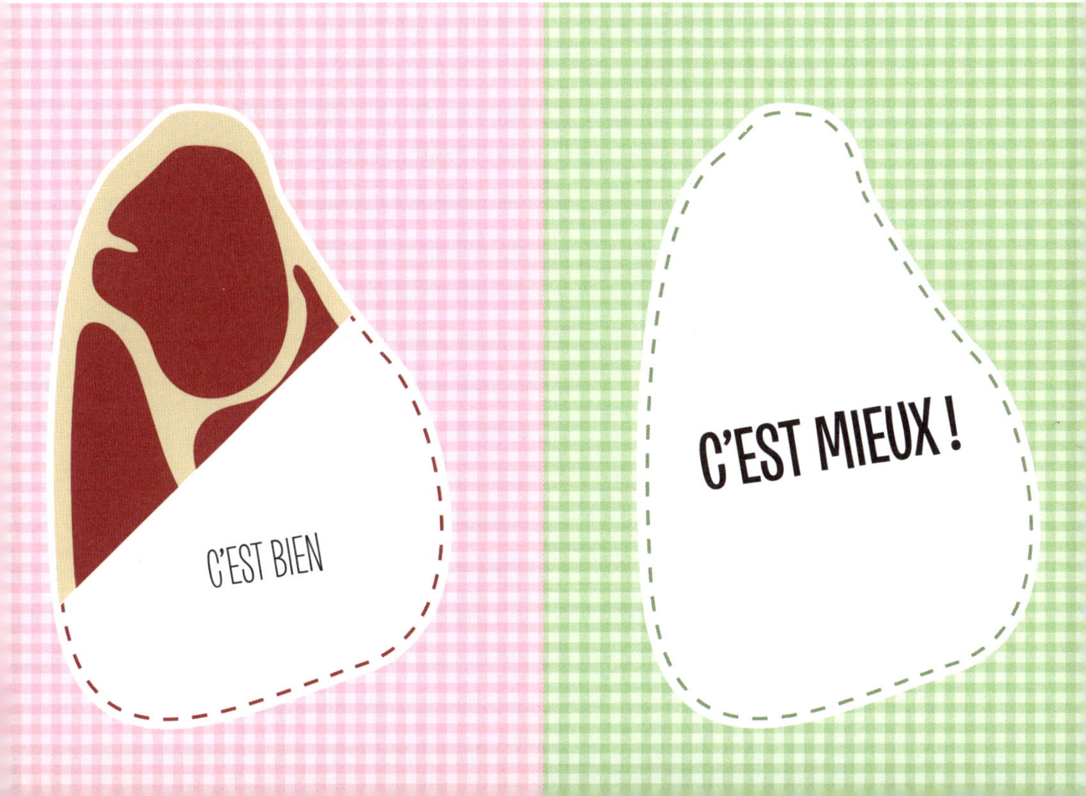

Gaz à effet de serre

L'élevage est responsable de 18 % des émissions mondiales de gaz à effet de serre, soit plus que tout le secteur des transports, qui n'émet que 14 % de ces gaz !
L'effet de serre est causé principalement par trois gaz : le dioxyde de carbone, le méthane (soixante-douze fois plus puissant que le CO_2 et responsable pour moitié du réchauffement climatique à cause humaine) et le protoxyde d'azote (trois cents fois plus puissant que le CO_2).
Dans l'agriculture, ces gaz émanent des pets et des rots des animaux, de la production et du transport de nourriture pour les élevages, et des engrais les plus communément utilisés (l'azote et le phosphore).

En additionnant ces facteurs, on constate que le régime carné a une empreinte carbone monstrueuse. Devenir végétarien nous permettrait-il de lutter contre le changement climatique ?
La réponse est oui à 100 % !
Les végétariens sont responsables en effet d'une émission de gaz à effet de serre sept fois moins importante que les omnivores.
Pour prendre une image parlante : si la production de 1 kilo de pommes de terre ou de blé produit le même effet de serre que si vous faisiez un créneau en vous garant, la production de 1 kilo de viande de bœuf produit le même effet de serre que si vous parcouriez 250 km en voiture !

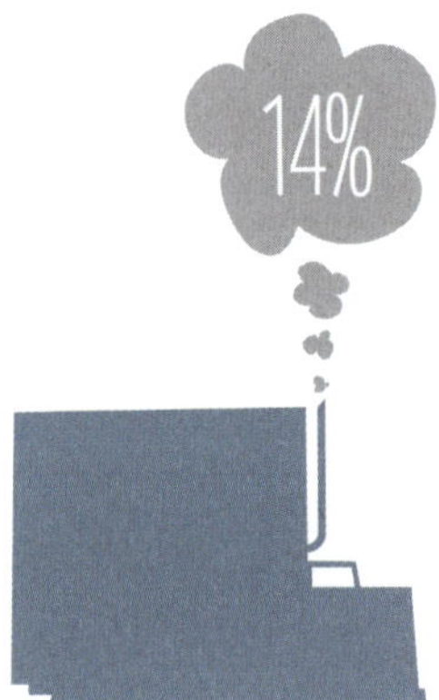

Si tous les Américains ne mangeaient pas de viande pendant un seul jour, on économiserait l'équivalent en gaz à effet de serre de 90 millions de billets d'avion New York/Los Angeles.

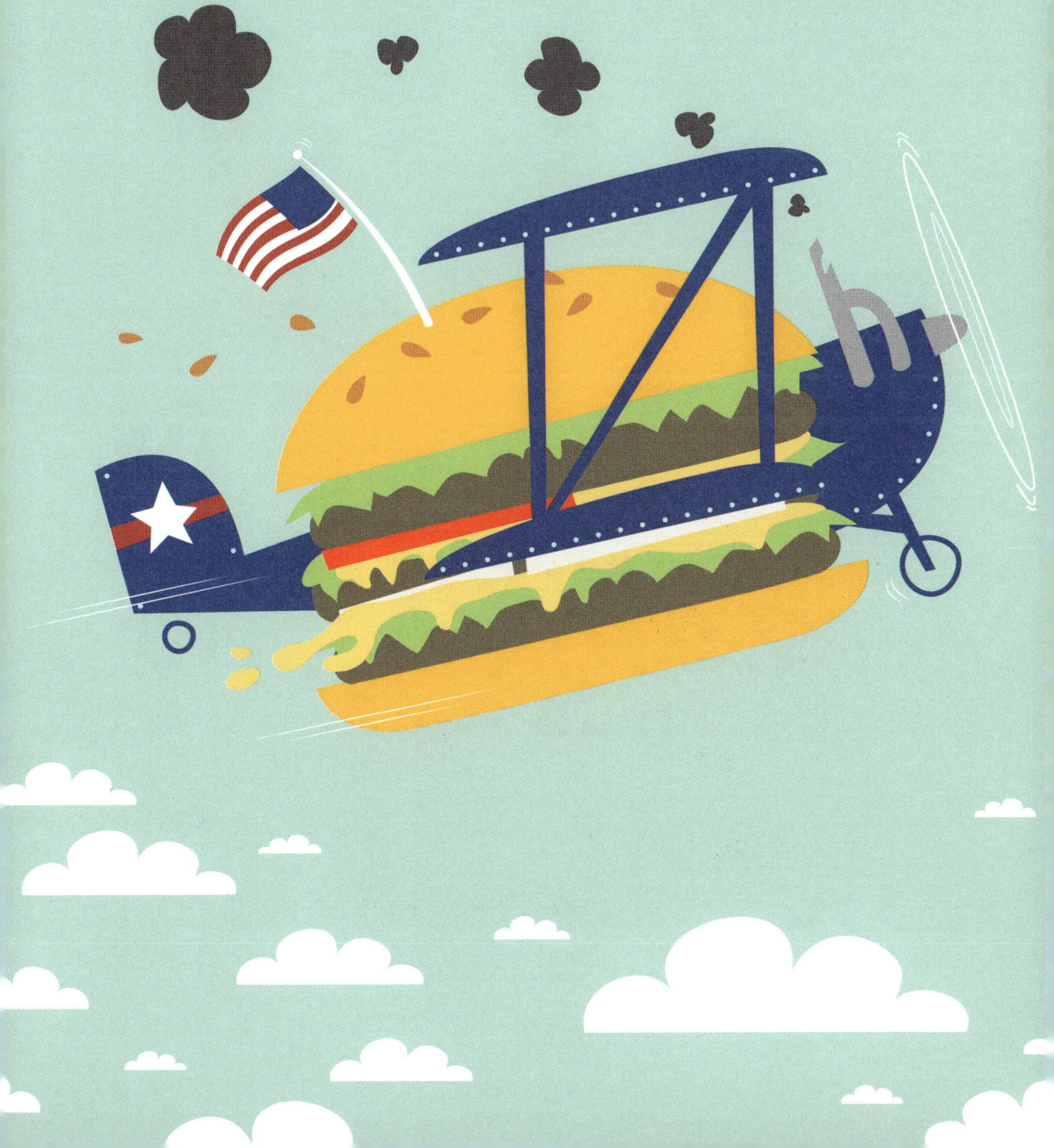

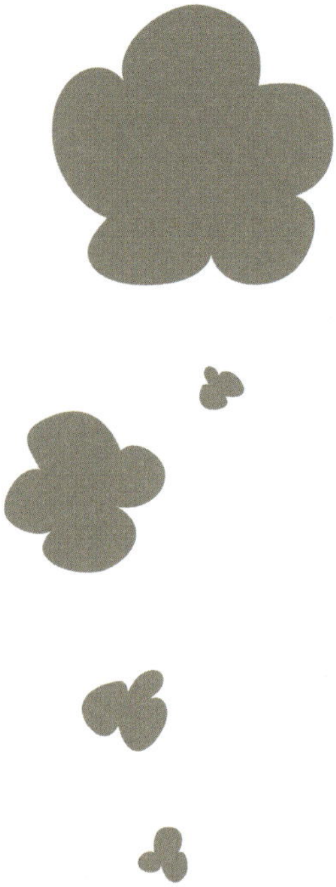

Chaque minute, une surface de forêt tropicale de la taille de sept terrains de football est détruite pour l'alimentation du bétail. D'après Greenpeace, l'élevage bovin est responsable de la destruction de 80 % de la forêt amazonienne.

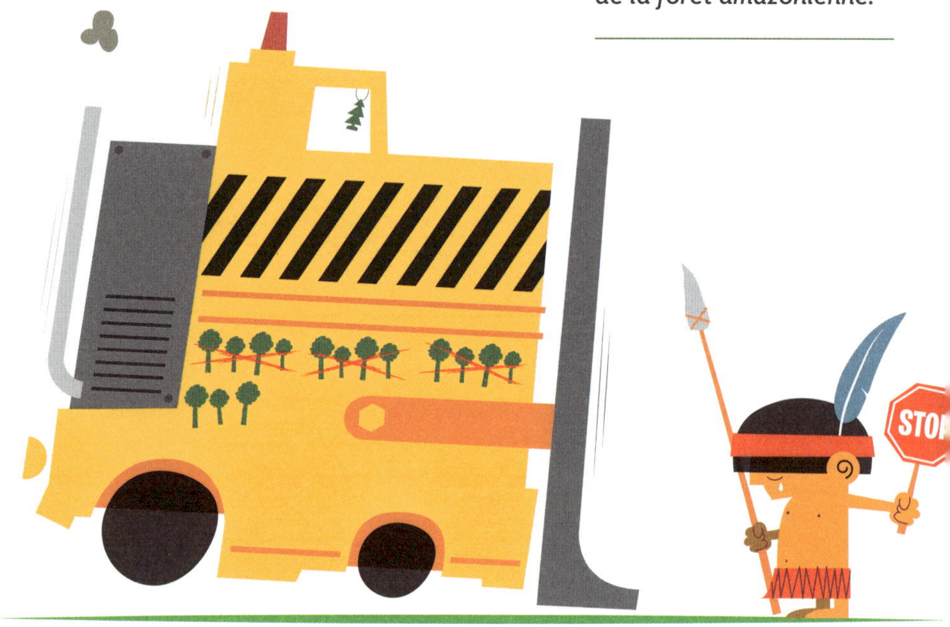

Pollution

Les élevages sont une source de pollution majeure. D'abord, les engrais et pesticides utilisés pour faire pousser les végétaux consacrés à la nourriture du bétail polluent l'air et l'eau. Et la pollution ne s'arrête pas là. Une fois dans les lieux d'élevage, les excréments des animaux sont mal gérés. Très concentrés en phosphore et en azote, ils se répandent dans les sols et les nappes phréatiques, qu'ils souillent dramatiquement.
La pollution d'élevage entraîne également la prolifération d'algues toxiques (comme c'est le cas en Bretagne, la région d'élevage la plus dense de France), tue les poissons et dégrade les écosystèmes fragiles.

Déforestation

Pour nourrir bétail et poulets, nous avons besoin de faire pousser de plus en plus de céréales. Et pour faire pousser ces céréales, il faut toujours plus d'espace.
La Terre n'étant pas extensible, on obtient cet espace supplémentaire en rasant des forêts.
Selon la FAO, les élevages sont responsables de 70 % de la déforestation.
Les conséquences de cette déforestation massive sont multiples : cent espèces animales et végétales disparaissent chaque jour en raison de la déforestation. Soit un rythme d'extinction d'espèces deux cent soixante fois plus rapide que le rythme évalué depuis l'apparition de la vie sur Terre, et qui n'a connu d'équivalent que lors des cinq grandes extinctions de masse de l'histoire planétaire.
Les animaux ne sont pas les seules victimes de la déforestation : 1,6 milliard de personnes dépendent presque entièrement des forêts pour vivre (comme pourvoyeuses de nourriture, d'habitat, de combustible, de vêtements et de médecine) : le régime carné détruit donc leur lieu de vie et leurs ressources.
Enfin, si l'on est indifférent au sort d'animaux et d'êtres humains vivant à l'autre bout du globe, on ne peut oublier que la déforestation à un impact sur le climat global, et donc sur notre vie à tous et sur celle de nos enfants.
Grâce à la photosynthèse, les forêts retiennent dans leur végétation le CO_2 que nous émettons. 40 % du carbone terrestre est ainsi stocké dans la végétation et le sol des forêts. Quand les forêts sont brûlées, abîmées ou déboisées, on obtient l'effet inverse : de grandes quantités de carbone sont relâchées dans l'atmosphère.

La faim dans le monde

Avant d'être dans notre assiette, ce morceau de viande était un animal vivant. Et cet animal était bien nourri – engraissé même – pour prendre du poids et produire le plus de viande possible.

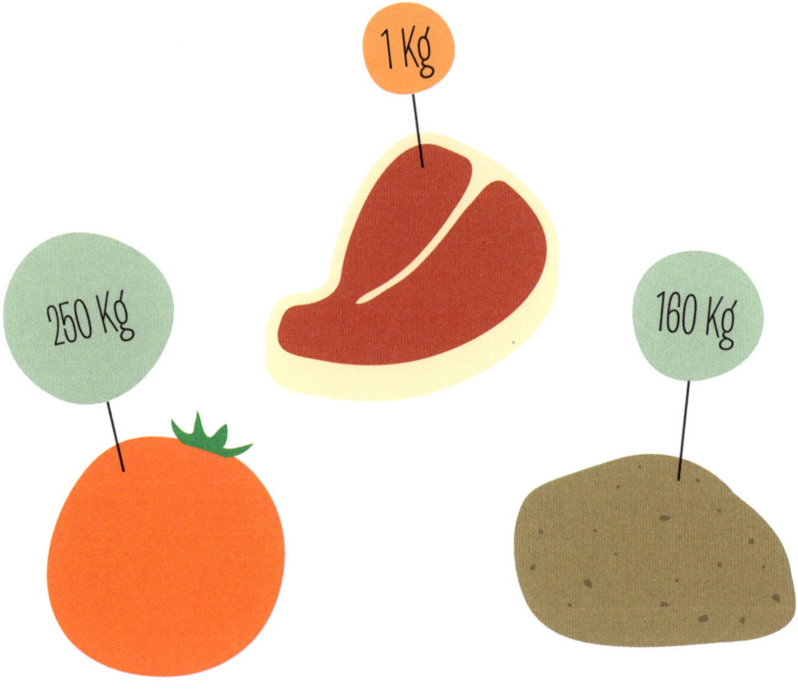

CE QUE LA MÊME SURFACE DE TERRE PEUT PRODUIRE SUR UNE MÊME PÉRIODE DE TEMPS

Des terres prises en otage

Dans la production intensive de viande, on a besoin d'énormes quantités de végétaux pour nourrir les animaux. Ainsi, la majorité de la production mondiale de céréales est destinée à l'alimentation des élevages. 50 % des terres arables du tiers-monde servent à nourrir notre bétail... au lieu de nourrir les humains. On assiste ainsi à une véritable prise en otage des ressources naturelles par l'élevage. Comment ne pas être ébahi par ce contraste entre des animaux d'élevage qui ne meurent jamais de faim et des populations entières décimées par la famine faute d'avoir accès à de la nourriture ?

Un bœuf fournit 1 500 repas, alors que les céréales qu'il a consommées sa vie durant pourraient en fournir 18 000.

Répartir les ressources végétales

D'après le dernier rapport de l'ONU, 870 millions de personnes dans le monde sont affamées. 10 millions d'entre elles meurent chaque année de faim et de maladies liées à la famine. Et un enfant meurt de faim toutes les cinq secondes...
Or, selon les espèces, il faut de 3 à 20 kg de céréales pour produire 1 kg de viande. On estime donc que si l'humanité était végétarienne (et que les végétaux produits étaient destinés aux hommes), 1,5 milliard d'êtres humains pourraient être nourris avec les protéines végétales destinées aujourd'hui à l'alimentation des animaux de consommation.
Selon la FAO, il est indispensable de réduire de moitié la consommation de viande en Europe et en Amérique du Nord afin de pouvoir répartir équitablement les ressources végétales et de nourrir la planète. On estime en effet qu'un végétarien consomme en moyenne 180 kg de céréales par an, alors qu'un consommateur de viande en utilise 930 kg par an.

La santé

La croyance selon laquelle la viande serait indispensable à notre santé est un mythe. Au contraire, le végétarisme est bien plus bénéfique pour la santé qu'une alimentation carnée, et il réduit les risques d'un certain nombre de maladies.

Grandes enquêtes

Depuis plusieurs décennies, de nombreuses études ont comparé l'alimentation carnée et l'alimentation végétarienne. Les conclusions sontédifiantes.
L'Association américaine de diététique, la plus grande organisation professionnelle de nutritionnistes et de diététiciens du monde (72 000 membres) a publié en 2009 un rapport sur l'alimentation végétarienne.
Ce rapport, basé sur plus de deux cent cinquante études scientifiques, conclut qu'il « est démontré que les régimes végétariens soigneusement organisés, tout comme les régimes végétaliens, sont sains, nutritionnellement adaptés, et peuvent être bénéfiques dans la prévention et le traitement de certaines maladies (maladie coronarienne, hypertension, diabète de type 2, cancers de la prostate et du côlon). »

Le rapport Campbell – la plus grande étude universitaire jamais menée sur l'alimentation – démontre qu'il existe un rapport direct entre la consommation de produits d'origine animale (y compris laitiers) et l'apparition d'une série de maladies telles que les cancers du sein, de la prostate et du côlon, les maladies cardiaques, le diabète, l'arthrite et la sclérose en plaques.

55 % des non-végétariens pensent que ce régime alimentaire est dangereux pour la santé. Il est temps qu'ils se mettent à jour !

Source : sondage Opinion Way, réalisé en 2012 pour TerraEco sur un échantillon de 1 000 personnes, représentatif de la population française âgée de 18 ans et plus.

Cholestérol

Les végétariens (et *a fortiori* les végétaliens) présentent des taux de cholestérol inférieurs à ceux des personnes qui mangent de la viande. En effet, le cholestérol se trouve uniquement dans les produits animaux tels que la viande, les produits laitiers et les œufs.

Anticancer

Les repas végétariens sont pauvres en graisses saturées et contiennent des niveaux plus élevés de glucides, de fibres, de magnésium, de potassium, de vitamines B9, C et E, et de composés phytochimiques. Toutes ces substances sont considérées comme des substances « anticancer ». D'après David Servan-Schreiber, « la plupart des molécules anticancer contenues dans les aliments sont dans les légumes et les fruits, et pas dans la viande, le lait, le beurre, le fromage et les œufs. Il n'y a aucun doute. » Le Fonds mondial de recherche sur le cancer a également déclaré en 2007 qu'il était préférable de limiter sa consommation de viande rouge et d'éviter la viande transformée… pour manger principalement de la nourriture à base de plantes.

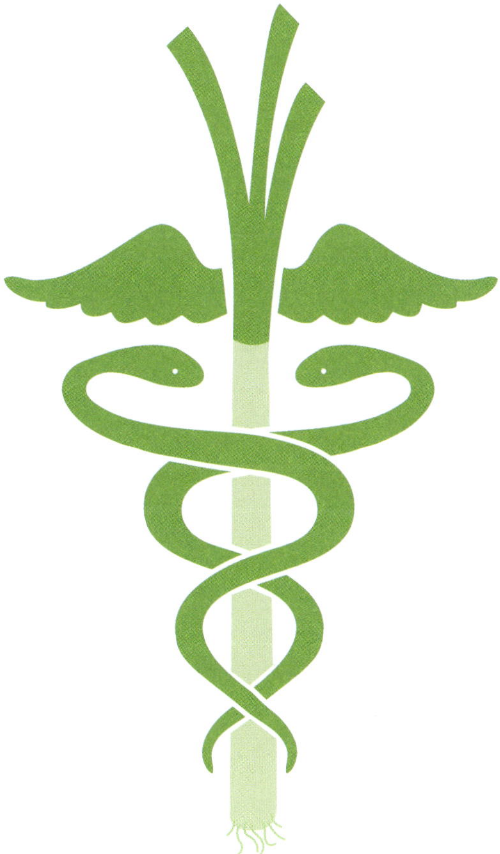

Contamination animale

Entassés les uns sur les autres dans des hangars, disposant de peu d'espace, les animaux d'élevage sont surexposés à différentes pathologies et soumis à une contagion rapide. De nombreuses maladies se développent dans les lieux d'élevage et peuvent être transmises à l'homme. Y prennent aussi naissance des maladies « hybrides ». Selon la FAO, « il n'est pas surprenant que les trois quarts des nouveaux pathogènes ayant affecté les humains dans les dix dernières années proviennent des animaux ou des produits animaux ».

L'exposition des animaux aux antibiotiques a augmenté de 12 % entre 1999 et 2009. Parallèlement, l'antibiorésistance aux bactéries pathogènes est en plein boom. Dans la filière des poules et poulets, la proportion de souches résistantes est passée de 7 % en 2008 à 22 % en 2010.

Antibiorésistance

Dans les élevages industriels, le recours aux antibiotiques est un peu automatique. Mélangés à la nourriture du bétail, ils sont même utilisés à titre préventif, pour éviter aux bêtes de contracter les maladies les plus courantes. Bien qu'ils soient soumis à ordonnance, ces traitements sont régulièrement administrés sans prescription ni diagnostic vétérinaire. Illégale, cette pratique est surtout dangereuse pour les animaux et la santé humaine.
En effet, les surdoses d'antibiotiques chez les animaux favorisent l'émergence de bactéries résistantes à ces traitements, qui peuvent ensuite être transmises à l'homme par contact direct (lorsqu'on fait la cuisine) ou par la consommation de viandes infectées. Inutile de préciser que nos traitements sont quasiment impuissants face à de telles bactéries. En Europe, l'antibiorésistance cause la mort de 25 000 personnes chaque année. D'après Gilles Salvat, de l'Agence nationale de sécurité sanitaire de l'alimentation, de l'environnement et du travail, « le meilleur moyen de faire baisser l'exposition des animaux aux antibiotiques, c'est d'éviter qu'ils soient malades, donc d'améliorer les techniques d'élevage ». Ou de devenir végétarien ?

Manger des poules qui mangent leur caca

Dans son livre-enquête *Bidoche*, Fabrice Nicolino révèle que les poulets industriels sont nourris avec des déchets de plumes, de fientes et de litières, transformés en une farine qui sert à l'engraissement. Outre le côté un peu « trash » des poules coprophiles malgré elles, le virus H5N1 peut survivre durant trente-cinq jours dans les excréments de poulet. Bon appétit, bien sûr !
On a déjà constaté et subi de nombreuses fois les dérapages de l'industrie alimentaire au détriment certain de notre santé (la « vache folle », le cheval dans les lasagnes…). Combien de nouveaux désastres sanitaires et de scandales alimentaires attendrons-nous avant de réagir et de changer profondément nos habitudes de consommation ?

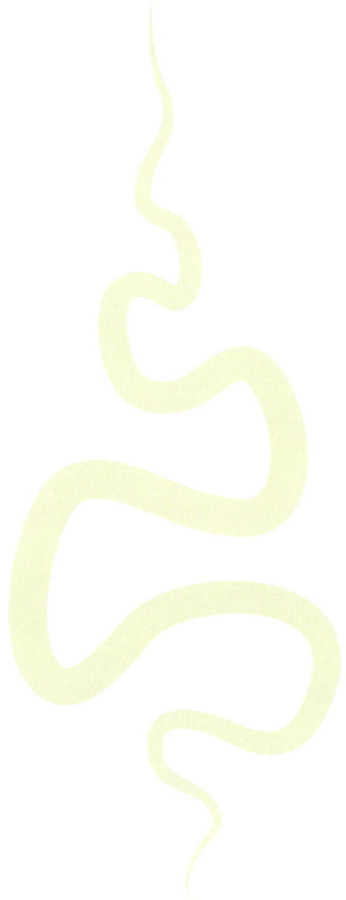

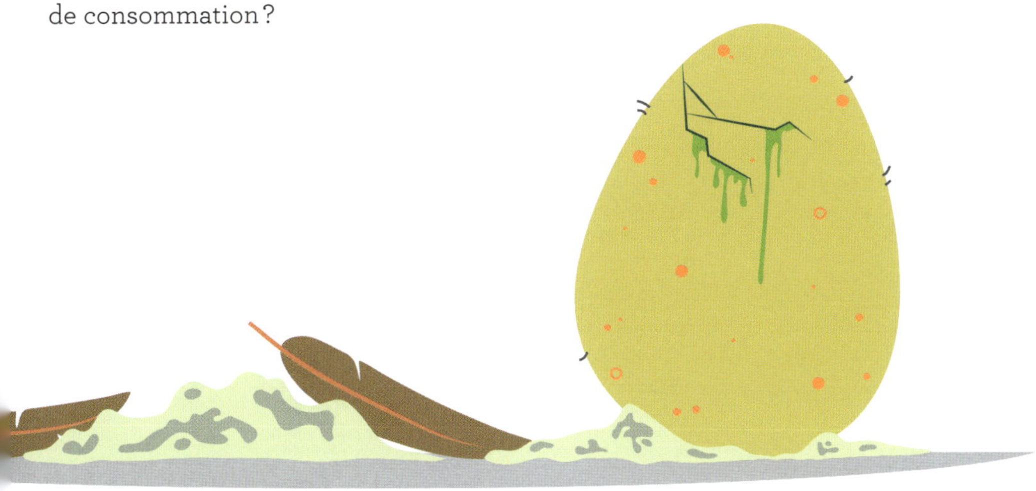

Le prix

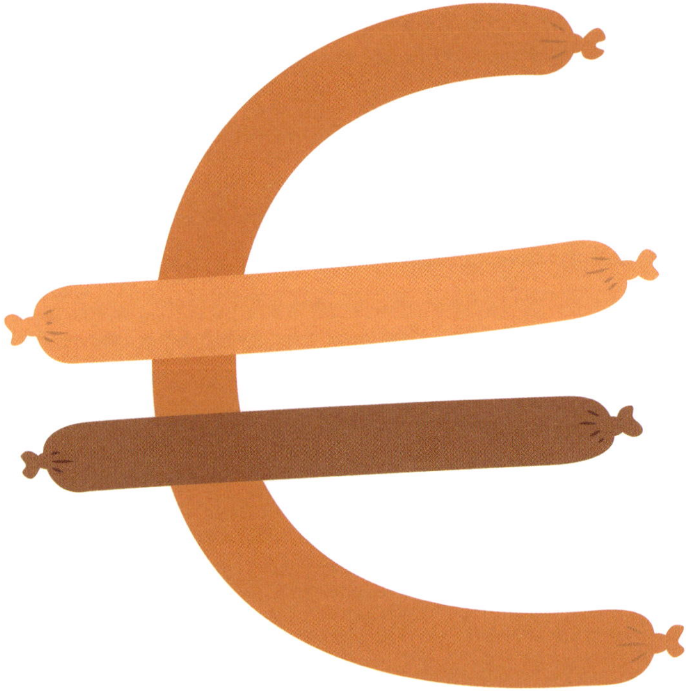

Comme le dit Gad Elmaleh :
« Comment appelle-t-on les gens qui ne mangent pas de viande ?
– Les pauvres ! »
Une alimentation végétarienne, basée sur l'achat de fruits et de légumes de saison et de céréales, coûte beaucoup moins cher qu'une alimentation carnée. C'est donc l'alimentation idéale pour faire des économies !

Le prix moyen de 1 kilo d'entrecôte est de 25 €. Le prix moyen de 1 kilo de lentilles bio est de 4 €.

Le goût

Certains végétariens le sont devenus car ils n'aiment pas la viande. Soit ils n'en aiment pas le goût, soit ils sont dégoûtés par la vue de la chair animale. Dans tous les cas, sans l'appel des papilles, la transition vers le végétarisme est facilitée. Néanmoins, ces personnes qui n'aiment pas la viande sont peu nombreuses parmi les végétariens. La plupart d'entre eux sont en effet d'anciens amateurs de viande. Quel diable a donc pu pousser des carnivores à abandonner tripoux et pieds-paquets, si ce n'est une aversion gastronomique ? En mettant dans la balance leur goût pour la viande et les conséquences de ce goût sur la planète, la santé, le bien-être animal, etc., de nombreux mangeurs de viande ont constaté une disproportion… et qu'il y avait des choses plus importantes que la satisfaction de notre plaisir gustatif. Et si, en modérant certains de nos désirs carnés, nous pouvons avoir une influence positive sur le monde, cela peut valoir la peine de se priver… et de partir à la découverte d'autres saveurs végétales.

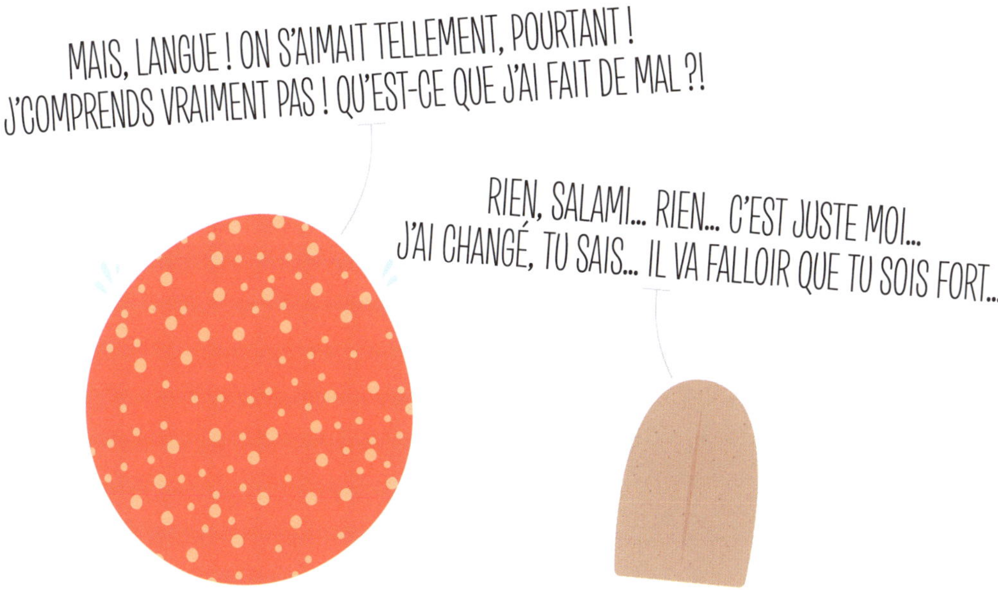
MAIS, LANGUE ! ON S'AIMAIT TELLEMENT, POURTANT !
J'COMPRENDS VRAIMENT PAS ! QU'EST-CE QUE J'AI FAIT DE MAL ?!
RIEN, SALAMI… RIEN… C'EST JUSTE MOI…
J'AI CHANGÉ, TU SAIS… IL VA FALLOIR QUE TU SOIS FORT…

Quelques lectures pour aller plus loin

Certains livres passionnants permettent de connaître encore mieux les bonnes raisons d'être végétarien. Alors, à vos marque-pages !

Jonathan Safran Foer, *Faut-il manger les animaux ?*

À l'occasion de la naissance de son enfant, le célèbre écrivain américain a mené une enquête sur le végétarisme. Très bien écrit et très documenté, ce livre est devenu un best-seller dans le monde entier. **Éditions de l'Olivier, 2011.**

Aymeric Caron, *No Steak*

La version française de *Faut-il manger les animaux ?*, avec un ton un peu plus incisif et revendicatif. Un ton bien français, en somme ! **Fayard, 2013.**

Peter Singer, *La Libération animale*

Dans ce livre culte, Peter Singer a posé les bases du courant antispéciste. Une philosophie qui repose sur l'affirmation suivante : « Je soutiens qu'il ne peut y avoir aucune raison – hormis le désir égoïste de préserver les privilèges du groupe exploiteur – de refuser d'étendre le principe fondamental d'égalité de considération des intérêts aux membres des autres espèces. » **Payot, 2012 (réédition).**

T. Colin Campbell et Thomas M. Campbell, *L'Enquête Campbell*

Le résumé de vingt ans de recherches sur les liens entre l'alimentation et la santé à long terme. Menée conjointement par l'université de biochimie nutritionnelle de Cornell (État de New York), l'université d'Oxford (Grande-Bretagne) et la Chinese Academy of Preventive Medecine, c'est à ce jour la plus vaste étude jamais réalisée sur la nutrition. **Les Arènes, 2013.**

Fabrice Nicolino, *Bidoche*

Une enquête choc sur l'industrie de la viande, qui s'appuie sur de nombreuses études ainsi que sur les témoignages d'éleveurs, d'ouvriers d'abattoirs et de responsables de grandes firmes internationales. **Actes Sud, 2010.**

Philippe Cury et Yves Miserey, *Une mer sans poissons*

Épuisement des océans, effondrement irréversible des ressources halieutiques, déstabilisation inquiétante de tout l'écosystème marin... Cette enquête sur la pêche en mer nous invite à une prise de conscience collective.

Calmann-Lévy, 2008

De la philosophie

De nombreux philosophes se sont penchés sur la question du droit animal. Jacques Derrida, Boris Cyrulnik ou encore Claude Lévi-Strauss considèrent que la différence entre l'homme et l'animal n'est « pas de nature, mais de degré » et que l'humain ne peut donc utiliser la bête comme il le veut, selon ses besoins et ses désirs. Il doit au contraire apprendre à la traiter avec respect.

UN SITE QUI OUVRE LES YEUX

L'association française L214 milite pour la protection des animaux et enquête sur les conditions d'élevage, de pêche, et les abattoirs. Son site, ultra documenté, est le reflet de cette action, et une mine d'informations. **www.l214.com**

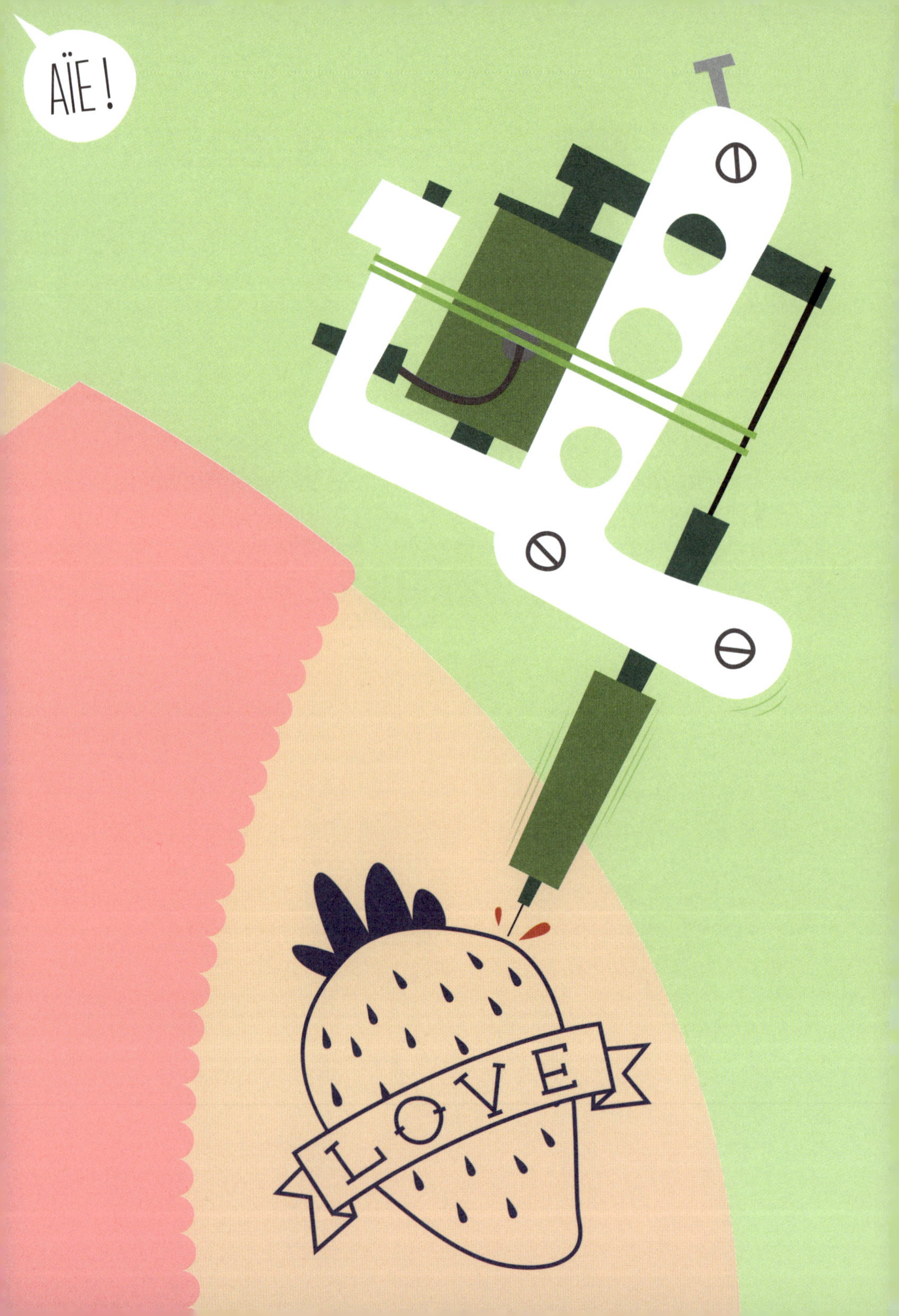
AÏE !
LOVE

DEVENIR

végétarien

Peur sur l'assiette

Autour du végétarisme rôdent un certain nombre de peurs, de clichés et de réticences, qui nous laissent souvent penser que cette alimentation « n'est pas pour nous ». Sus aux idées reçues !

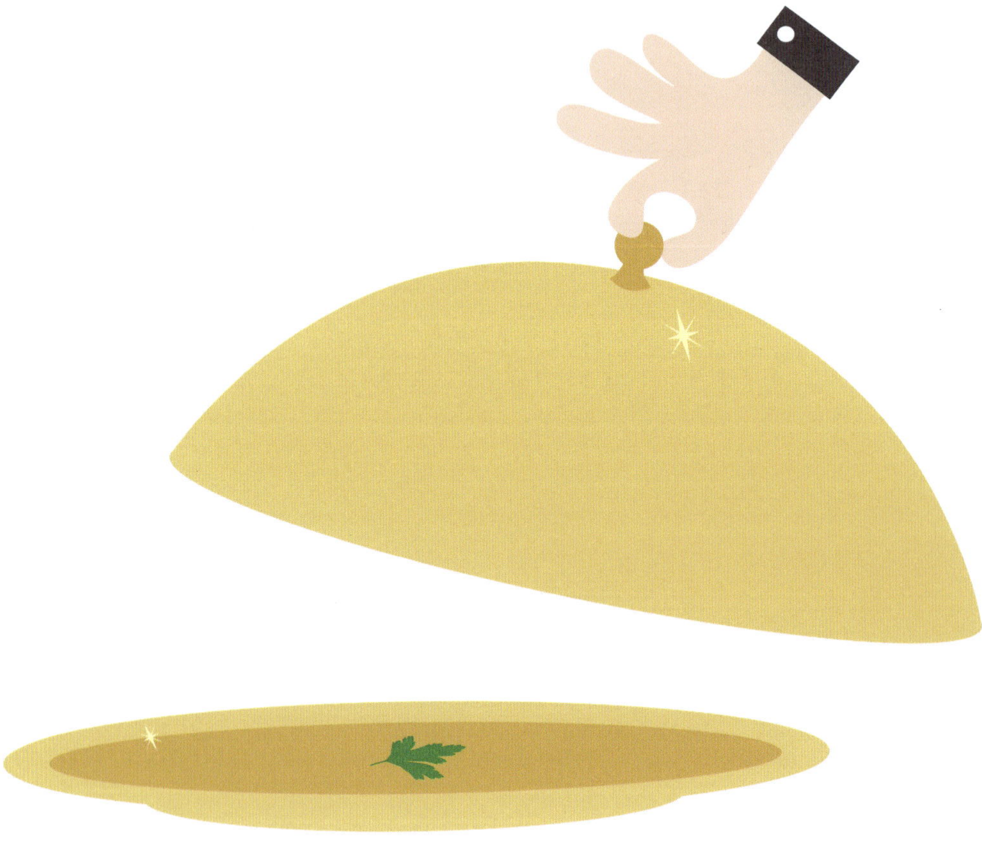

La peur de l'ennui : « La bouffe végétarienne, c'est triste. »

Il faut bien le dire, les végétariens ont une réputation qui leur colle à la peau, autant que la Birkenstock-chaussettes blanches colle aux pieds du peuple germanique : ils ne seraient pas de bons vivants. Ils seraient des dépressifs, ne se nourrissant que de graines fades et de salade, avant d'aller au lit le ventre presque vide. Des personnes tristes et maigres, se flagellant à l'occasion avec des branches de céleri.
Face à eux, les carnivores ripailleraient en musique jusqu'au bout de la nuit, une poularde à la main et les joues brillantes de saindoux.
Correction : être végétarien n'empêche pas de manger gras, sucré et salé. Pas plus que cela n'empêche d'aimer la vie, la fête, l'ivresse, le rire... et le sexe. Même s'ils ne sucent pas de saucisses avec un air équivoque, les végétariens sont aussi des épicuriens.
Les repas végétariens ne sont pas des punitions. Ce sont des moments conviviaux, de partage, chaleureux et réjouissants. Car nourriture et plaisir sont vraiment liés, autant pour les végétariens que pour les carnivores. Aucun végétarien ne se dit : « Génial, je vais vraiment m'ennuyer à manger des choses immondes pendant ce dîner ! »

La peur de l'herbe : « Être végétarien, c'est ne manger que de la salade. »

Contrairement à ce que certains pourraient penser, être végétarien ne veut pas dire être herbivore. Le végétarien n'est pas un brouteur d'herbe et il ne se nourrit pas que de laitue.
En étant végétarien, on peut encore manger des pizzas, des frites, des pâtes, des chips, des biscuits, des veggie-burgers, des pâtisseries, des plateaux de fromage, des glaces, des tortillas, des falafels, des currys, des raviolis, des gratins, des sandwichs, des quiches, des risottos, des minestrones, des cookies...
Évidemment, certains végétariens sont de mauvais cuisiniers et raffolent de plats étranges (par exemple, uniquement des déclinaisons autour des algues à la vapeur). Mais ces fléaux des cuisines ne sont pas plus nombreux que les carnivores qui cuisinent comme leurs pieds ou ne se nourrissent que de saucisses sous vide. C'est regrettable, mais il n'y a pas de quoi en tirer une généralité sur la cuisine végétarienne.

La peur du vide : « Si tu supprimes la viande, il ne reste rien. »

Les carnivores envisagent souvent le végétarisme comme un régime carné duquel on aurait enlevé la viande. Si on est végétarien, le sandwich jambon-beurre devient un sandwich beurre, le steak-frites devient une assiette de frites, les tomates farcies deviennent des tomates creuses, etc. En retirant la viande, il ne nous resterait que les accompagnements.
En vérité, la cuisine végétarienne n'est pas une pâle imitation sans viande de la cuisine carnivore à la française. Elle est un autre type de cuisine.
En étant végétarien, on diversifie son alimentation, on découvre de nouvelles variétés de fruits, de légumes et de céréales qu'on ne connaissait pas, et on revoit sa façon d'envisager un repas. Souvent même, on redouble d'imagination, et on part à la recherche d'aliments et de goûts nouveaux.
En définitive, en se passant de la viande et de nos recettes classiques, on innove, on est plus curieux, et on mange différemment et même de manière plus variée que dans le cadre d'un régime omnivore.
On peut appeler ça « la diversité dans la restriction ».

La peur de la différence : « Le végétarisme, c'est pas bien d'chez nous. »

On vient de le voir, le végétarisme oblige à s'écarter des sentiers battus de la sacro-sainte cuisine française. Scandale ! Horreur ! Sacrilège ! Comment pourrions-nous ainsi tourner le dos à notre patrimoine, fait de foie gras, de cassoulet et de choucroute ?
Le végétarisme ne fait pas partie de notre culture initiale. L'adopter, ce serait comme forcer les Français à parler danois.
Certes, on adore notre tradition gourmande, mais peut-être pourrait-on voir un peu plus loin que nos frontières gastronomiques ?
On passe déjà notre temps à manger McDo, chinois, italien, japonais ou libanais, alors ne pourrait-on pas également s'engager sur le nouveau territoire international du végétal ?
Il se peut même que le végétarisme vienne enrichir notre culture gastronomique, comme le démontre Alain Passard, le célèbre chef qui fait l'apologie du légume dans son restaurant étoilé *L'Arpège*.

« La cuisine végétarienne sera celle des dix prochaines années. Je veux être là. »,
a déclaré Joël Robuchon, notre héros de la gastronomie française, dans *Le Figaro* du 3 mai 2013.

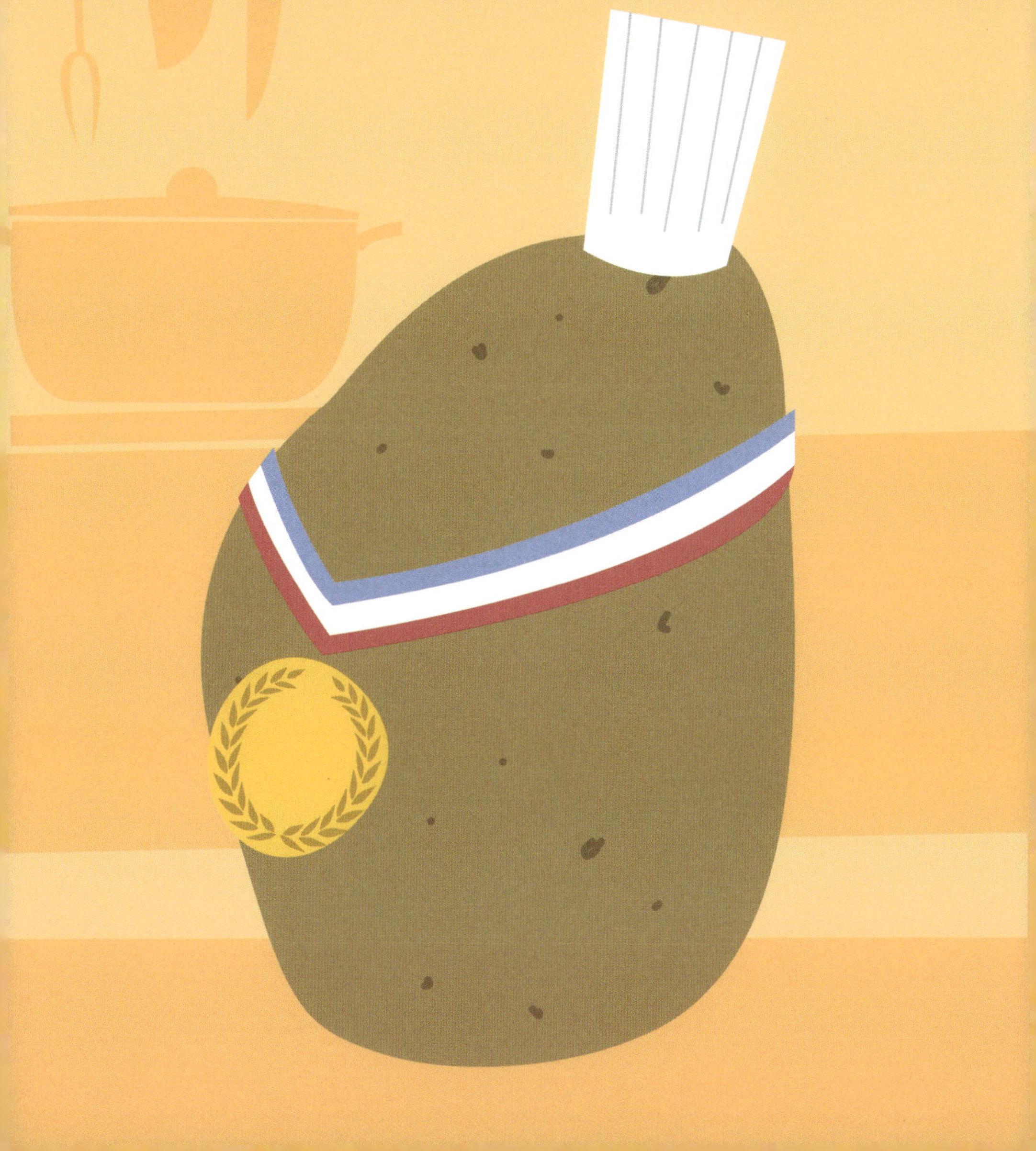

Le mythe des carences alimentaires

Bien que les carnivores ne soient généralement pas des experts en nutrition et en diététique, et bien qu'ils se montrent rarement vigilants sur les apports en protéines et en vitamines de leur double barquette de frites, ils sont souvent convaincus qu'un régime végétarien les mettrait dans une situation de carences alimentaires.

Une alimentation saine et équilibrée

On imagine parfois le végétarien comme un individu aux cheveux clairsemés et au teint hâve, qui traîne ses sandalettes de bain sous la lumière blafarde d'un magasin bio désert. Qu'on se rassure : les végétariens vont bien.

Une alimentation végétarienne variée est absolument saine et satisfait tous nos besoins nutritionnels. Elle est même souvent plus riche en vitamines, fibres, minéraux, antioxydants et micronutriments, et plus pauvre en cholestérol qu'une alimentation omnivore classique.

Manger de la viande n'est absolument pas nécessaire à notre santé. Évidemment, si vous arrêtez de consommer de la viande pour vous nourrir exclusivement d'huile et de churros, vous aurez sans doute des problèmes de santé. Mais ce n'est pas le végétarisme qui serait alors à blâmer.

LA CARENCE EN PROTÉINES : INCONNUE À NOTRE ADRESSE

Dans une enquête réalisée en 2007 sur les besoins en protéines et en acides aminés, l'OMS a conclu que nos besoins en protéines étaient très faibles et que, dans nos sociétés, la carence protéinique n'existait pas, à moins de ne plus se nourrir du tout. Cette carence est même tellement rare que la plupart des médecins ne sauraient même pas la reconnaître s'ils y étaient confrontés.

Le point sur les protéines

En tant que végétarien, n'hésitez pas à inscrire au dos de votre carte de visite la liste de tous les aliments végétaux riches en protéines, car on risque de vous la demander presque aussi souvent que votre prénom.
Dans l'inconscient collectif, un menu équilibré devrait s'organiser autour des protéines animales (de la viande ou du poisson). Pourtant, le règne végétal est riche en protéines. On peut même lui décerner le titre de champion, puisque de nombreux végétaux (comme le soja) sont plus riches en protéines que ne le sont les viandes. Rappelons également que les végétariens qui mangent des œufs et des produits laitiers disposent toujours d'une source animale de protéines.

PALMARÈS DE LA TENEUR EN PROTÉINES
(GRAMMES DE PROTÉINES POUR 100 G)

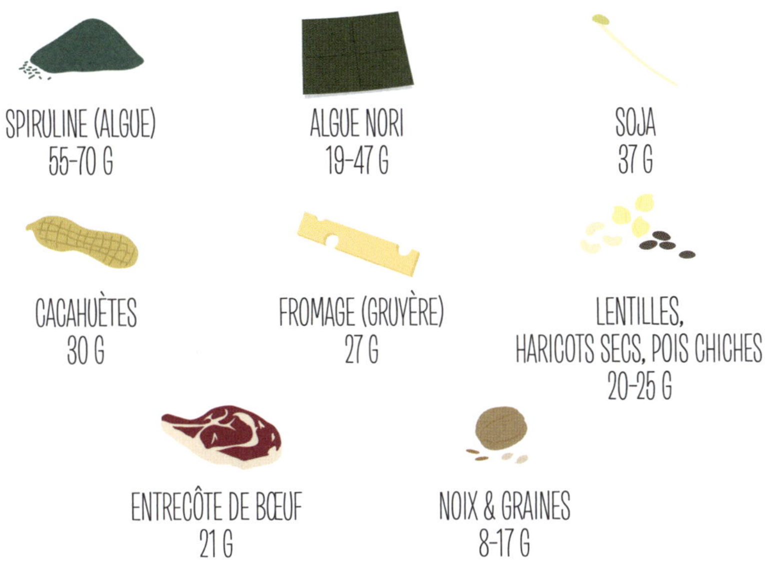

MOINS DE PROTÉINES DANS LES VÉGÉTAUX QUE DANS LES ANIMAUX ?

On entend souvent dire qu'il y aurait moins de protéines dans les végétaux que dans la viande, ou que ceux-ci seraient moins bien assimilables ou de moins bonne qualité. Est-ce vrai ?

Les protéines sont constituées de molécules plus petites, appelées les acides aminés. Au nombre de vingt, ces acides aminés sont présents dans pratiquement toutes les protéines. Mais **seuls neuf d'entre eux sont essentiels à l'homme.**

Parmi ces neuf acides aminés, les céréales (blé, riz, maïs…) tendent à être pauvres en lysine et en isoleucine, et les légumineuses (haricots, lentilles, petits pois, pois chiches…) pauvres en méthionine et en tryptophane.

Pour profiter de tous les acides aminés essentiels contenus dans les protéines, **il suffit donc de combiner des légumineuses et des céréales :** haricots rouges et maïs comme en Amérique du Sud, riz et lentilles comme en Inde, couscous et pois chiches en Orient, pain et petits pois comme chez votre grand-mère.

Ces associations ne doivent pas nécessairement être faites au cours d'un même repas, mais sur une journée complète, car **le corps peut stocker les acides aminés jusqu'au repas suivant.** Donc, du riz à midi et des lentilles le soir conviennent aussi très bien !

Il semblerait même que nous puissions nous passer de ces savantes associations, car absolument tous les aliments contiennent les acides aminés essentiels en quantités variées. **En mangeant de tout, on équilibre naturellement notre ration de protéines.**

Qui plus est, les protéines végétales ont même l'avantage de contenir des glucides et des fibres alimentaires.

Pour ceux qui doutent encore, et qui cherchent une source simple et complète de protéines, certains aliments végétaux comme **le soja et le quinoa contiennent tous les acides aminés essentiels** dans de bonnes proportions.

Fer

Le fer est souvent associé à la viande rouge, car on le trouve en effet dans l'hémoglobine du sang.
D'où la croyance qu'il faudrait manger un gros boudin pour avoir la pêche !
Pourtant, le fer est aussi présent dans les lentilles, les haricots secs, les pois chiches, les azukis, le tofu, le quinoa, les noix, les fruits séchés, les légumes à feuilles vertes...
Le fer végétal est mieux absorbé lorsqu'il est conjugué à la vitamine C.
Or, une alimentation végétarienne n'en manque pas, grâce aux fruits et aux légumes frais.
Pas d'inquiétude donc : un régime végétarien vous donnera la force de Popeye !

Vitamine B12

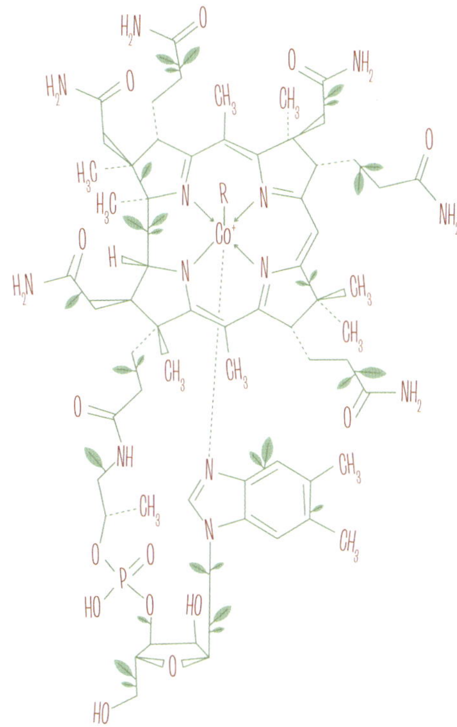

Calcium

Le calcium est présent dans les produits laitiers et dans nombre d'aliments végétaux : les choux, les épinards, le brocoli, le soja, les algues, les amandes, les noisettes, le persil, les figues, les carottes, les pois chiches, les haricots blancs, le cacao, les graines de sésame...

Vitamine B12

La vitamine B12 n'est pas synthétisée par l'homme et doit donc être apportée par l'alimentation. Elle est présente dans les protéines d'origine animale (œufs et produits laitiers inclus), mais absente des plantes.
Si cela n'est pas nécessaire pour les végétariens, les vegans et les végétaliens doivent donc se procurer des produits alimentaires enrichis en B12 ou des compléments alimentaires.
C'est néanmoins le seul nutriment qui manque à leur alimentation.

Végétarisme et sport

On imagine que le végétarisme est incompatible avec le sport. Pourtant, comme on l'a vu, une alimentation végétarienne, riche en nutriments (dont les sacro-saintes protéines), peut tout à fait subvenir aux besoins nutritionnels d'un sportif.

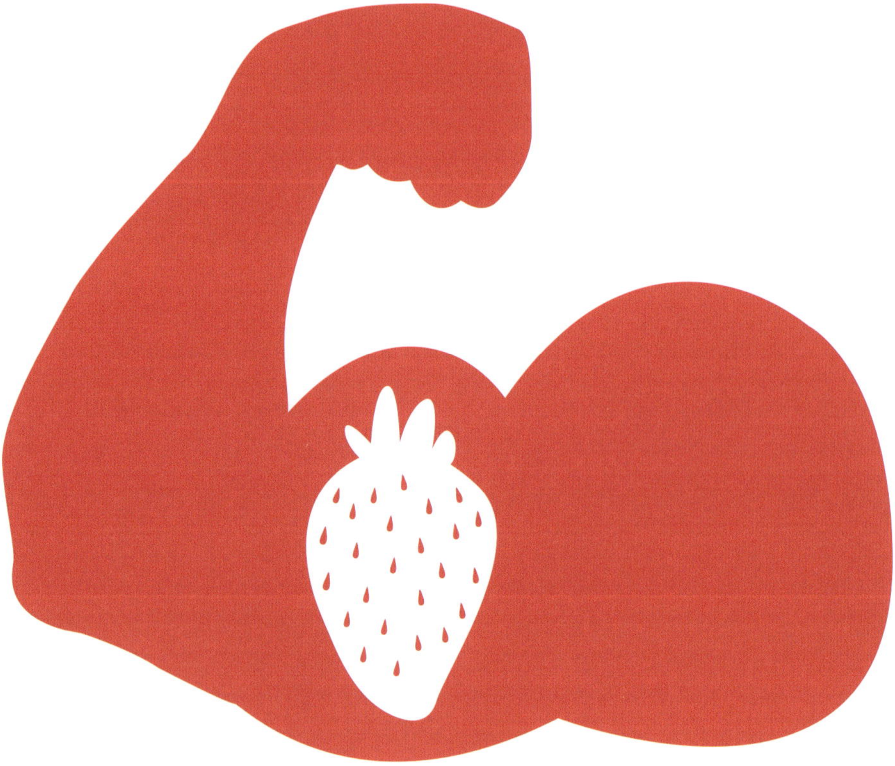

Un régime d'athlète

Il existe de nombreux sportifs végétariens ou végétaliens, et pas des moindres :

- **Carl Lewis :** vegan, neuf médailles d'or aux Jeux olympiques et huit fois champion du monde ;
- **Martina Navratilova et Ivan Lendl :** joueurs de tennis ;
- **Brendan Brazier :** triathlète canadien ;
- **Dave Scott :** américain, sextuple vainqueur de l'Ironman Triathlon d'Hawaï ;
- **Scott Jurek :** américain, vegan et ultramarathonien qui a établi un record en courant 266 km en 24 heures ;
- enfin, **Fauja Singh,** indien, le premier centenaire marathonien !

Jeu, set et match

Le professeur Irvin Fisher de l'université Yale a étudié les effets de différents types d'alimentation sur les performances physiques. Au sein de trois groupes (sportifs carnivores, sportifs végétariens et sédentaires végétariens), il a constaté que « les carnivores montraient de loin beaucoup moins d'endurance que les végétariens (que ces derniers soient athlètes ou sédentaires) ».
Les résultats ont également montré que la moyenne des scores établis par les végétariens était le double des scores moyens des carnivores.
Une étude du Dr J. Joteyko de l'Académie de médecine de Paris est parvenue à des résultats similaires.
Comme quoi, être végétarien est un régime d'athlète !

Fort comme une tomate cœur de bœuf

On laisse le mot de la fin à Jake Shields, champion de combat libre et végétarien :
« Je suis la preuve vivante qu'on peut courir vite, s'entraîner durement et donner de sérieux coups de poing sans manger d'animaux. »
On n'est pas des mauviettes !

Les 10 commandements de l'apprenti végétarien

On ne s'improvise pas végétarien. Pour réussir sa transition, mieux vaut connaître quelques astuces.

Soyez motivé !

Ne vivez pas votre végétarisme comme une punition. Si vous vous y engagez en vous sentant forcé ou en étant convaincu que vous n'y arriverez pas, il y a peu de chance que ça marche. Prenez-le comme une opportunité de découvrir de nouvelles saveurs, d'agir pour le bien de la planète, d'œuvrer pour le bien-être animal, de trouver votre poids idéal en mangeant plus sainement... Boostez-vous avec des idées qui vous motivent et vous donnent vraiment envie. Avec désir et joie, vous irez plus loin.

Allez-y progressivement

Le plus important pour une transition réussie vers le végétarisme est d'avancer à votre propre rythme. Certains peuvent devenir végétariens du jour au lendemain. Mais la plupart d'entre nous sont attachés et habitués à une façon de se nourrir, et à moins d'être extrêmement souple et flexible, il n'est pas évident de changer d'habitudes alimentaires d'un seul coup. Si votre but est d'arrêter totalement la viande, une diminution progressive de sa consommation vous rapprochera de votre objectif. Vous pouvez donc commencer par un jour sans viande par semaine, puis deux, puis trois, etc. Commencez également par cuisiner des choses simples.
Ainsi, le végétarisme entrera en douceur dans votre vie, et de façon plus durable.

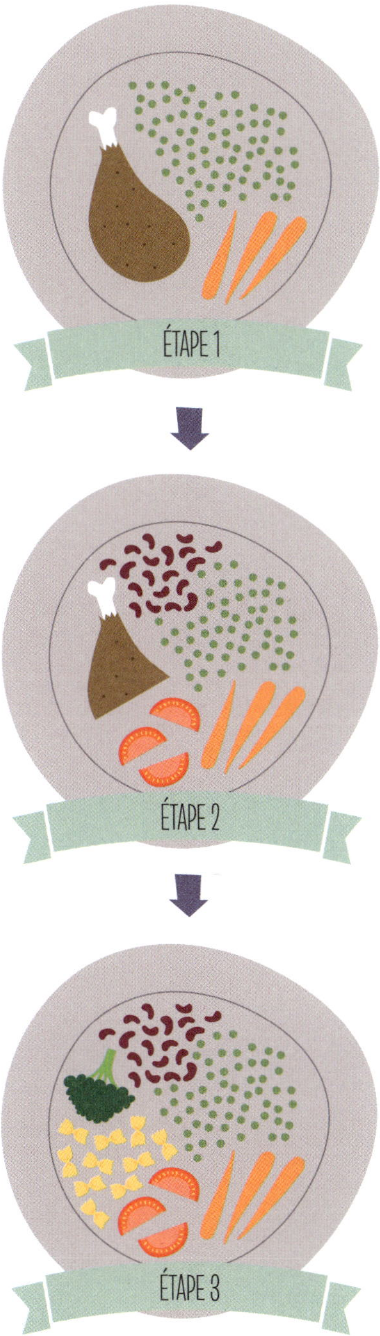

LE GUIDE DU VÉGÉTARIEN DÉBUTANT

Sur le site de l'Association végétarienne de France, on peut télécharger gratuitement un guide pratique pour devenir végétarien pas à pas et pour combattre les idées reçues sur l'alimentation végétale.

Beaucoup d'autres fiches et documents ressources sont téléchargeables sur le site **www.vegetarisme.fr**

Faites-vous plaisir

Parfois, à force de manger sainement, vous regrettez l'époque où vous ingurgitiez un gros burger sans penser aux conséquences.
Ne soyez pas triste, il n'est pas trop tard pour vous vautrer dans la *junk food* consolatrice, puisqu'elle existe aussi en version végétarienne !
Une grosse pizza quatre fromages, un paquet de chips, un hot-dog avec une saucisse de soja (il en existe même des bluffantes au goût de merguez : on se croirait carrément au stade !), et vous êtes prêt à comater sur votre canapé comme au bon vieux temps.
Et, le reste du temps, n'oubliez pas que la cuisine végétarienne est délicieuse et volontiers gourmande.

Ne vous mettez pas trop la pression...

Si vous n'avez pas su réagir à temps en vous offrant des pauses *junk food*, il est possible que vous craquiez de temps à autre pour une entrecôte ou un fast-food. *Relax*, ce n'est pas la fin du monde, ni la perte définitive de votre honneur d'aspirant végétarien. Vous ferez mieux la prochaine fois. Être végétarien est une longue aventure pendant laquelle il arrive de trébucher. L'erreur est humaine, ce n'est pas grave. Ce qui est important et formidable, c'est que vous ayez décidé de vous engager, et que vous œuvriez au quotidien pour le végétarisme. Même si vous flanchez parfois, toutes les fois où vous avez tenu bon contribuent à rendre le monde meilleur.

... mais restez fort

Au début, être végétarien n'est pas tous les jours facile, et il peut arriver que vous craquiez. C'est comme lorsqu'on arrête de fumer : il faut réorganiser et repenser ces temps où auparavant on incluait la cigarette. Et quelquefois on doit vraiment se faire violence pour ne pas rechuter ! Ce temps de transition un peu tendu est normal. Mais votre volonté et votre motivation vous aideront à le traverser. Petit à petit, vous prendrez de nouvelles habitudes et acquerrez de nouveaux réflexes. Bientôt, la viande sera un souvenir un peu flou. En attendant ce moment où tout sera devenu facile, accrochez-vous. Évitez le rayon charcuterie au supermarché, changez de route pour ne pas passer devant ce fast-food que vous fréquentiez. Tenez-vous à l'écart des tentations.

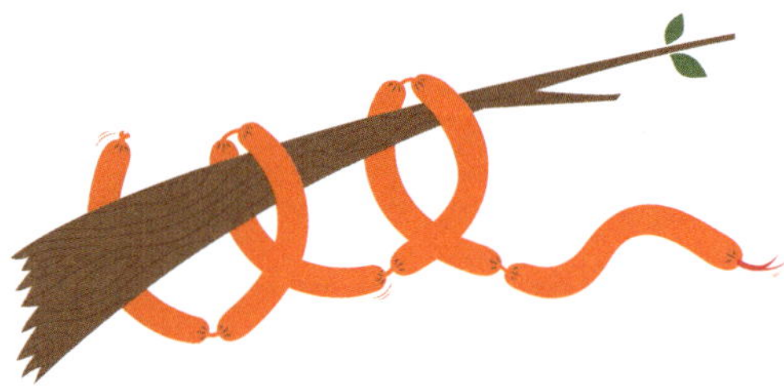

N'ayez pas honte

Être végétarien est une cause noble : si rien ne vous oblige à en parler, rien ne vous oblige à le dissimuler non plus. Si on vous demande pourquoi vous êtes devenu végétarien, vous pouvez toujours répondre : « C'est quelque chose que j'ai toujours eu envie d'essayer, parce que je partage une grande partie de la philosophie végétarienne. »

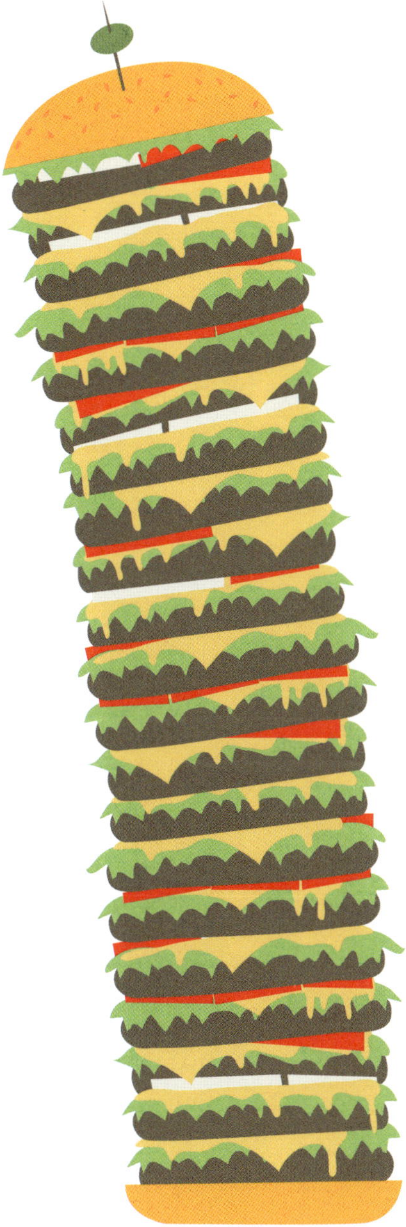

« APRÈS ÇA, JE M'Y REMETS ! »

Évitez de vous envoler dans des tirades sur le fait que vous êtes désormais végétarien jusqu'à la fin de vos jours et que les carnivores sont d'immondes assassins qui n'ont rien compris. Vous ne savez pas de quoi votre futur sera fait, et dénigrer les autres ne vous donnera pas plus de force ou de courage.

Documentez-vous

Consolidez vos connaissances sur le végétarisme. En lisant des ouvrages sur ce mode d'alimentation ou sur l'élevage, vous découvrirez à quel point vous avez eu raison de choisir cette alimentation et vous en parlerez mieux autour de vous. Encore en avance sur nous, les Anglo-Saxons proposent également des magazines de *veggie lifestyle* téléchargeables sur Internet : par exemple, le *Vegetarian Times* ou le *Vegan Food Magazine*.

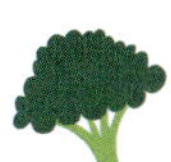

Le site* Vegplanete *référence 400 raisons d'être végétarien. Incisif, documenté, chiffré et convaincant.
www.vegplanete.com

LE PARIS VEGAN DAY

Chaque année à Paris, un festival végétalien réunit des acteurs du monde vegan.

Présence d'associations, rencontres avec des professionnels de la santé, cours de cuisine, conférences, dédicaces, projections de films… tels sont les ingrédients de cette journée placée sous le signe du respect animal.
www.parisveganday.fr

LES RÉSEAUX SOCIAUX VEGGIES

Sur Végédia, vous pouvez discuter, partager vos expériences et rencontrer des végés francophones.

Sur Bleat, premier réseau social vegan international, vous pourrez partager vos coups de cœur à la manière de Pinterest et vous faire de nouveaux contacts dans le monde entier.
www.vegedia.com
www.ble.at

Entourez-vous

Si la plupart de vos amis sont carnivores, vous vous sentirez peut-être isolé dans votre nouvelle décision. Connectez-vous sur le Web et vous constaterez que vous n'êtes pas seul ! Au contraire, le végétarisme est en plein essor partout dans le monde. En France, le nombre d'adhérents de l'Association végétarienne de France a même doublé en trois ans.
Des milliers de sites, de blogs, de comptes Facebook et de forums existent en ligne.
Lisez-les, participez aux discussions, échangez avec d'autres personnes ayant les mêmes convictions que vous. Des événements et des Salons ont lieu régulièrement. En fin d'année, le Paris Vegan Day, l'un des principaux salons vegans en Europe, permet de retrouver de nombreux acteurs du mouvement vegan. En été, les pique-niques de l'association Mangez Végétarien ! permettent de rencontrer d'autres végétariens dans une ambiance chaleureuse.

ET SI CE HOT-DOG PRÉPARAIT UN RENVERSEMENT DE NOTRE SOCIÉTÉ ?

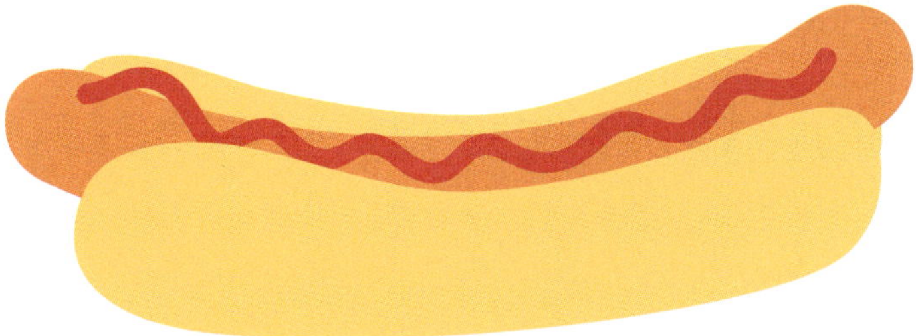

Ne jugez pas trop les carnivores

C'est vrai, carnivores et végétariens vivent sur la même planète. Et pour ne parler que de ça, les impacts écologiques de la consommation de viande ont également des conséquences sur l'environnement des végétariens.
Néanmoins, nous vivons (et c'est une chance) dans une société où nous sommes libres d'agir comme nous le souhaitons.
Rien ne nous empêche de discuter avec des carnivores et d'essayer de les rallier à la cause végétarienne.
Mais les insulter ou les diaboliser est sans doute improductif, et risque d'aggraver la réputation des végétariens d'être d'insupportables prosélytes extrémistes.
Nous devons apprendre à accepter que chacun se trouve là où il en est, en permettant aux autres de suivre leur propre route et d'avoir leurs propres valeurs.
Ne portez pas de jugement moral : « Si tu es végétarien, tu es quelqu'un de bien. Si tu manges de la viande, tu es le rejeton maudit de Belzébuth. »
Faites de votre mieux pour respecter le choix alimentaire des uns et des autres et, en retour, ils apprendront sans doute à respecter le vôtre.

Soyez un ambassadeur

Par votre attitude positive, par des discussions calmes et respectueuses, en faisant goûter de délicieux plats végétariens et en témoignant que vous êtes en parfaite santé, peut-être aurez-vous un impact sur d'autres personnes.
En tout cas, vous en aurez certainement bien plus qu'en leur jetant au visage un cageot de tomates pourries ou qu'en leur dispensant un cours magistral sur le règne végétal.
Faites prévaloir la paix et l'harmonie.
Soyez un exemple, pas un juge. Alors, peut-être, serez-vous convaincant.
« Patience et longueur de temps font plus que force ni que rage... »

Réinventer sa consommation de viande

La réduction de la consommation de viande peut être une alternative au végétarisme voire une transition vers celui-ci. Par cette démarche, vous ferez déjà du bien à la planète, aux animaux et à votre corps.

Radicalité et pragmatisme

Pour certains, pourtant en phase avec les idées du végétarisme, ne plus du tout manger de viande apparaît comme un choix trop radical et difficile à tenir. Pour autant, réduire et réorienter sa consommation de viande est déjà un geste fort, avec un impact mesurable sur la planète et des conséquences directes sur le nombre d'animaux abattus.
Pour être pragmatique, convaincre 50 % de la population de réduire de moitié sa consommation de viande aura plus d'effets positifs que de convaincre 1 % de la population d'adopter un régime végétarien strict. Alors, pour commencer, repensez votre façon de manger de la viande. Et, qui sait, peut-être qu'un jour vous renoncerez à elle totalement !

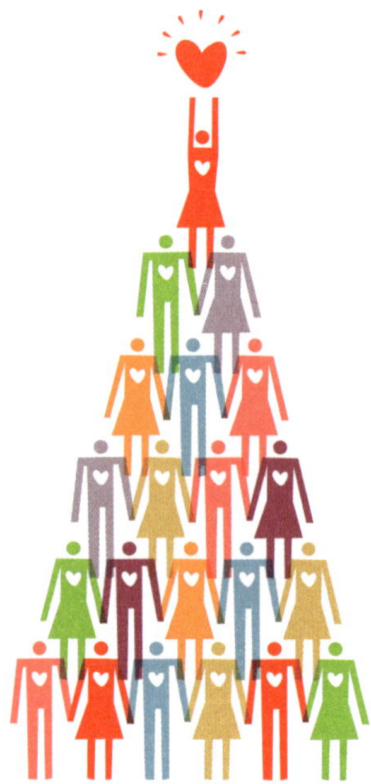

De petites actions, multipliées par des millions de personnes, peuvent changer le monde.

Les élevages traditionnels

Il existe en France des agriculteurs qui s'engagent à faire exister une production respectueuse des animaux et de la terre. C'est cet élevage plus humain et écologiquement responsable que les mangeurs de viande devraient soutenir. Évidemment, ce bien-être animal et cette dimension écologique ont un coût qui se répercute directement sur les prix de vente. Il est donc important que nous nous responsabilisions et que nous soyons prêts à payer plus cher une viande de meilleure qualité. Quitte à manger de la viande moins souvent, nous mangerons en revanche de la viande tout à fait saine et plus savoureuse, issue d'un animal élevé dans de meilleures conditions.
Il faut néanmoins garder à l'esprit que, quelles que soient leurs conditions d'élevage, les animaux finissent tous leur vie dans les mêmes abattoirs. Le principe d'une « meilleure mort », ou d'un abattage dans de meilleures conditions, n'existe pas.

Manger de la viande à tous les repas

Aujourd'hui, il est devenu normal de manger de la viande à tous les repas. Il n'y a pourtant pas si longtemps, notre consommation de viande était plus exceptionnelle. C'était le poulet ou le rôti du dimanche, apprécié et perçu comme un aliment de fête. Peut-être pourrions-nous revenir à une consommation plus modérée, réduisant ainsi notre pression sur le monde animal et sur la planète ?

UNE DIMINUTION NÉCESSAIRE POUR LA PLANÈTE

D'après la FAO, la consommation de viande a quadruplé en cinquante ans. Une augmentation qui n'est pas sans inquiéter le Programme pour l'environnement des Nations unies. Dans son dernier rapport, Our Nutrient World, celui-ci invite à diviser par deux la consommation de viande dans le monde afin d'éviter de graves dégâts pour l'environnement.

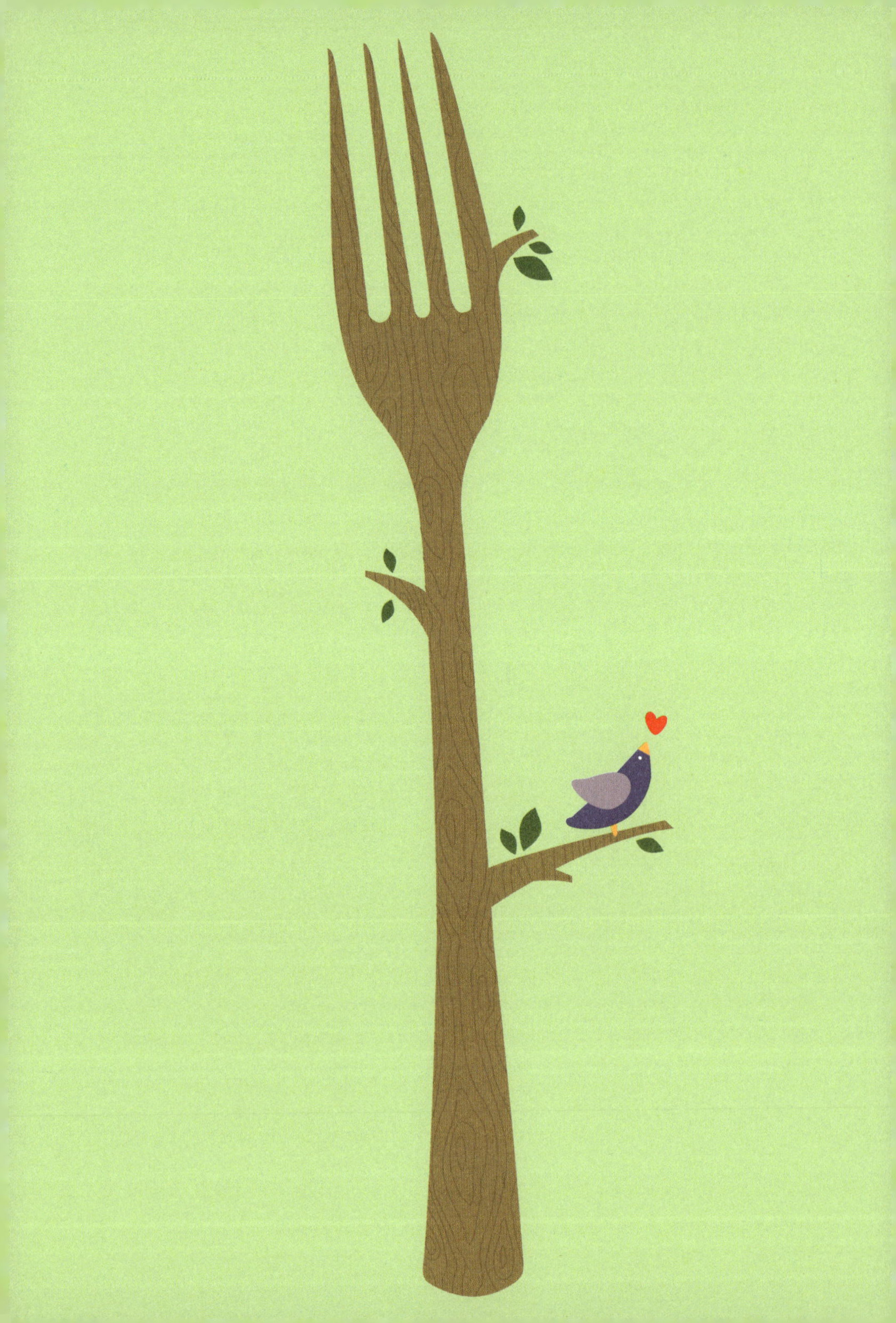

LA CUISINE

végétarienne

Où et comment faire ses courses ?

Être végétarien va vous permettre d'élargir votre horizon gastronomique et votre domaine de shopping ! Entre marchés, supermarchés et magasins biologiques, votre panier de courses sera plus beau qu'il ne l'a jamais été !

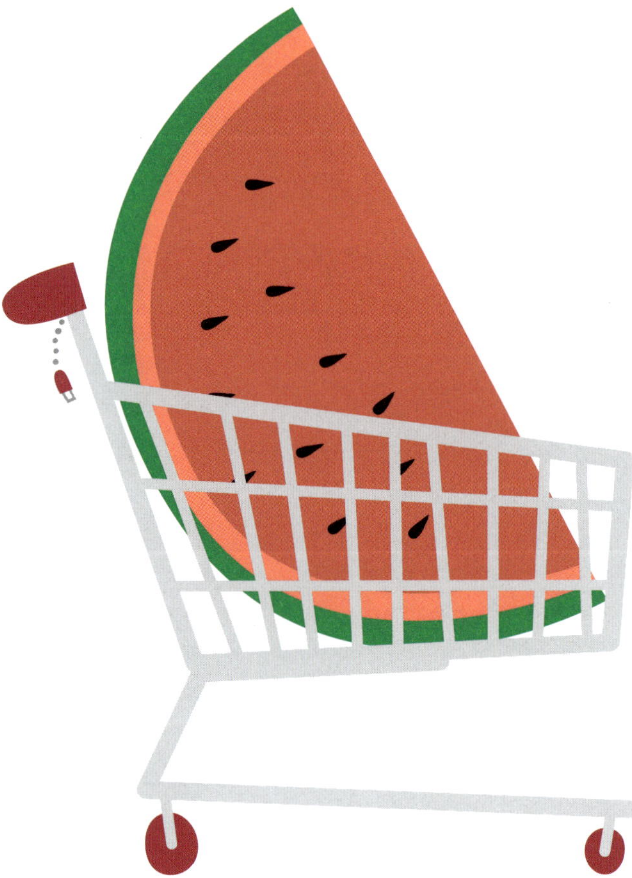

Les mêmes magasins qu'avant

Évidemment, vous pouvez continuer à faire vos courses dans les grandes surfaces que vous fréquentiez jusqu'à présent. En passant à la caisse, vous serez étonné de découvrir comme votre panier vous reviendra bien moins cher, une fois délesté de la viande !
En revanche, les grandes surfaces sont très « carnivore friendly », et vous y trouverez moins de choix pour un végétarien que dans un magasin bio. Et si, avec l'argent ainsi économisé, vous alliez y faire une petite virée ?

LA « RÔTI EXPÉRIENCE »

Voici un test : faites des courses végétariennes avec l'argent que vous auriez utilisé pour acheter un rôti. Constatez comme votre panier est rempli de riz, de légumes, de sauces... Il vous reste même quelques pièces pour une pâtisserie !

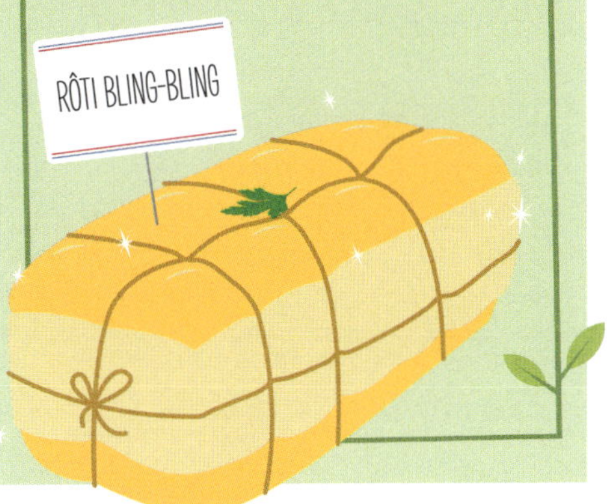

Le magasin bio

Bien qu'il soit plus cher, le magasin bio présente de nombreux avantages pour les veggies : des produits de très bonne qualité et un choix exceptionnel.
En se baladant pour la première fois dans un magasin bio, on est abasourdi par le nombre de produits qui existent et qui font envie. Azukis, gomasio, shoyu... l'étalage semble parfois encore plus exotique qu'une virée dans un magasin ouzbek.
Pas de panique, très bientôt, tout cet univers ne vous sera plus inconnu. Et votre corps aura la joie d'être alimenté par des produits sans fertilisants synthétiques, pesticides ou herbicides (ce qui fera aussi plaisir à la planète).

***Le site Internet* Un Monde Vegan *permet d'acheter les meilleurs produits pour vegans, végétariens et végétaliens. Une boutique existe également à Paris.* www.unmondevegan.com**
***Les magasins bio Naturalia vendent également sur leur site* www.naturalia.fr**
***La Boutique Vegan propose une grande diversité de produits vegans, durables, la plupart issus de l'agriculture biologique.* www.boutique-vegan.com**

Les magasins exotiques

Dans le monde entier, des spécialités gastronomiques font le bonheur des végétariens : épices indiennes, fajitas mexicaines, légumes et fruits tropicaux, feuilles de riz chinoises, soupe miso japonaise... Les boutiques exotiques sont une source d'inspiration infinie pour les végétariens.

LE PARADIS À PARIS

Paris regorge de magasins ethniques et exotiques. Dans le quartier de Strasbourg-Saint-Denis, on passe en quelques mètres d'un supermarché chinois à une boutique libanaise où abondent feta, olives, pois chiches, beignets... pour finir en beauté chez Velan. Au cœur du passage Brady, cette institution est une caverne d'Ali Baba pour toute la cuisine indienne à petits prix !

Les marchés

Naturellement, les marchés sont des paradis pour les végétariens. Généralement peu chers, débordant de fruits et légumes frais et de saison, ils sont une invitation à la cuisine et à la découverte. Allez-y régulièrement, cela vous permettra de tisser des liens avec les maraîchers et de profiter ainsi des meilleures affaires ! De plus, en achetant au fur et à mesure, vous serez sûr que vos végétaux resteront frais et gorgés de nutriments.

Petit à petit, le veggie fait son nid

Quand vous faites vos courses, allez-y mollo et évitez de faire des stocks. D'abord parce qu'en étant végétarien, vous allez privilégier les fruits et les légumes frais. Achetez-les en petites quantités, afin qu'ils ne perdent pas leur valeur nutritionnelle et leur goût dans le bac du frigo.
Ensuite, ne vous ruez pas sur toutes ces denrées inconnues que vous ne savez absolument pas utiliser et que vous laisserez probablement croupir dans vos placards. Mieux vaut vous concentrer sur un ou deux produits (par exemple, les algues en paillettes et le curcuma) et apprendre à les décliner en recettes. Petit à petit, vous deviendrez un véritable expert !

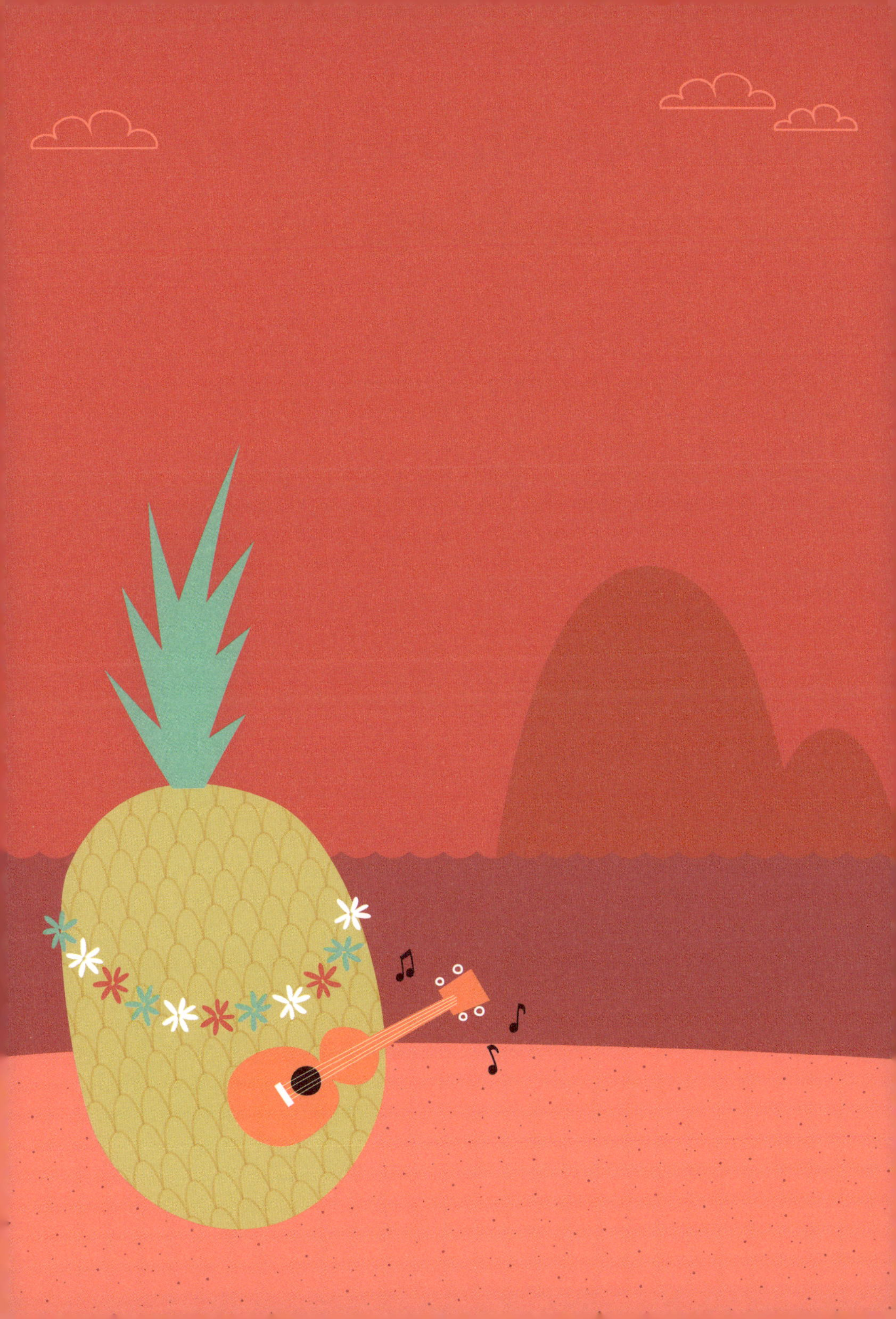

Les classiques du placard

En devenant végétarien, il faut réviser ses classiques. Difficile, en effet, de cuisiner végétarien avec les ingrédients habituels d'une cuisine omnivore. On n'irait pas bien loin avec un sachet de pâtes et un paquet de farine.

Les légumineuses

« Légumineuse » est un mot intimidant qui désigne les légumes secs, c'est-à-dire les haricots secs, les pois, les lentilles, les pois chiches, les haricots blancs, les haricots azukis, les haricots de Lima… Le soja et ses dérivés entrent aussi dans cette catégorie. Les légumineuses sont riches en protéines et en fibres, pauvres en graisses et sans cholestérol. Ayez-en toujours deux ou trois dans votre placard, sous différentes formes (conserves, légumes secs à cuire, farines, paillettes…), et variez vos choix selon les saisons et votre humeur. Une fois cuites, les légumineuses se conservent pendant une semaine dans le réfrigérateur. Facile d'en ajouter une cuillerée dans vos recettes tout au long de la semaine !

Le soja est un « hit » de la cuisine végétarienne. On l'adore tellement qu'il existe sous toutes les formes : tofu, tempeh, lait, crème, yaourt, steak de soja, protéines texturées…

Les céréales

Ce groupe comprend le maïs, le millet, l'orge, l'avoine, le blé… Certaines céréales ne contiennent pas de gluten, comme le quinoa, le riz, le millet et le sarrasin. Les déclinaisons de céréales sont infinies. Le blé, par exemple, existe sous forme de pain, de pâtes, de couscous (semoule de blé), de boulgour (blé concassé), de Kamut et d'épeautre (anciennes variétés de blé)…
On trouve aussi des céréales sous forme de lait, de flocons, de farine…
Il y a donc mille façons de les intégrer à votre cuisine !

QUEL EST L'INTÉRÊT DES CÉRÉALES COMPLÈTES ?

Les céréales complètes ou mi-complètes ont été peu ou pas raffinées. Elles ont donc gardé leur enveloppe et leur germe, pleins de vitamines, de minéraux et de fibres.

Attention, cependant, à bien acheter des céréales complètes biologiques, car c'est l'enveloppe du grain qui stocke une grande partie des traitements chimiques.

Les fruits et les légumes frais

Achetez des fruits de saison, en petites quantités, car ils perdent une grande partie de leurs qualités nutritives en quelques jours. Cuisinez-les crus ou cuits.

LE CHOU MAGIQUE

Toutes les variétés de chou (blanc, rouge, vert, fleur, rave, romanesco, de Bruxelles, frisé, chinois, brocoli) sont de remarquables sources de vitamines et de minéraux. Ne les oubliez pas dans vos courses !

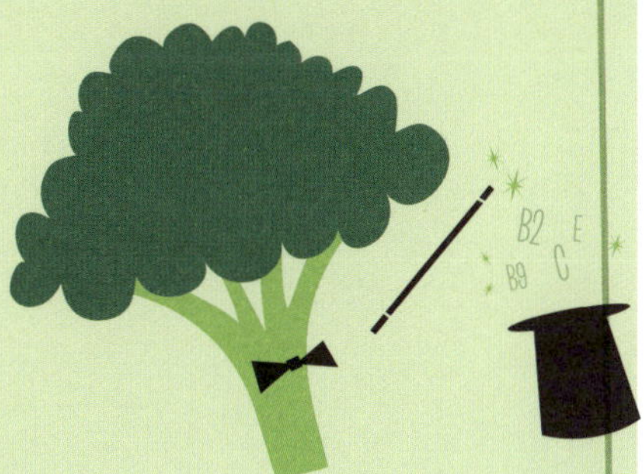

Le tofu

Célébré en Asie depuis des siècles, riche en protéines et en calcium, ne contenant ni graisses ni cholestérol, peu calorique, le tofu a pourtant toujours mauvaise réputation à cause de son goût naturellement fade. Bien sûr, il n'est pas fait pour être mangé seul et tel quel, mais pour absorber les saveurs avec lesquelles il entre en contact, ce qui en fait un allié parfait des marinades et des épices.

Il existe deux variétés de tofu :

le soyeux, ou mou : on peut l'utiliser pour préparer des sauces crémeuses, des dips et même des pâtisseries ;

le ferme : il peut être poêlé, grillé, sauté, mijoté, « steaké » ou ajouté dans une soupe ; dans les magasins, il existe en version nature ou déjà mariné.

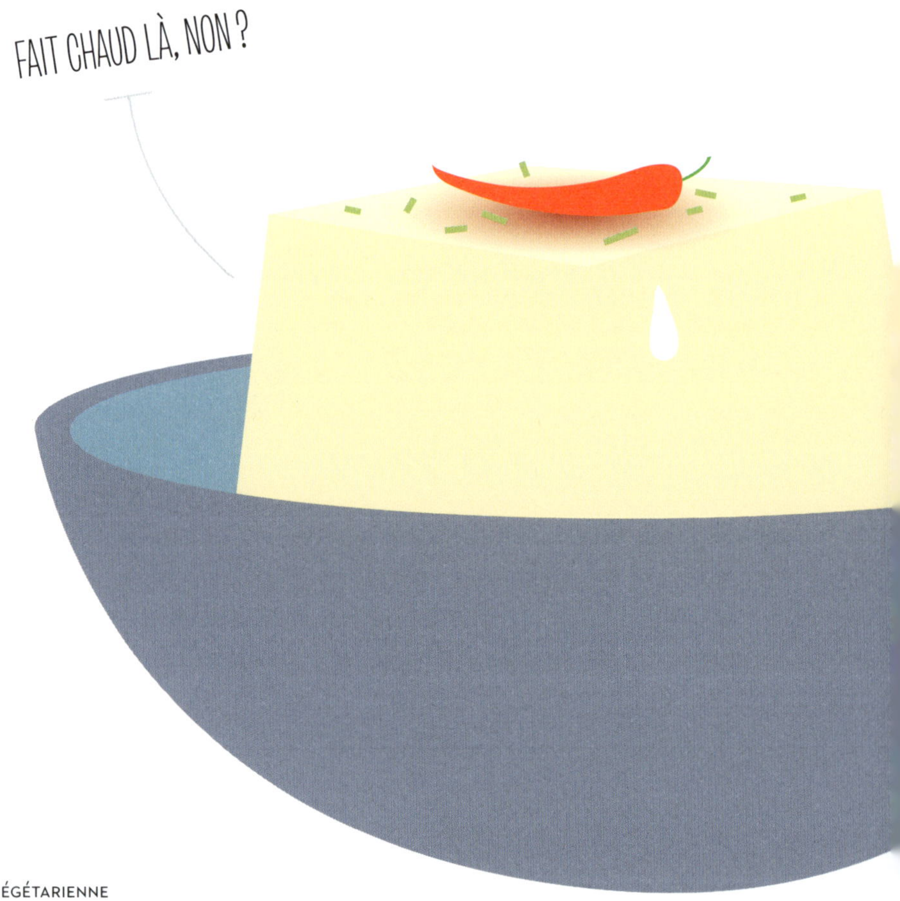

Le tempeh

Le tempeh est une préparation à base de haricots de soja fermentés. Il a une saveur de noisette et une texture qui pourront vous rappeler la viande. Il remplace très bien celle-ci comme accompagnement, ou cuisiné dans des plats préparés.

Le seitan

Riche en protéines et peu calorique, le seitan est un aliment fabriqué à base de protéine de blé. En fait, c'est l'équivalent du tofu en version blé ! Il se cuisine de la même façon. Seule différence : il a naturellement un petit goût qui ressemble à celui de la viande.

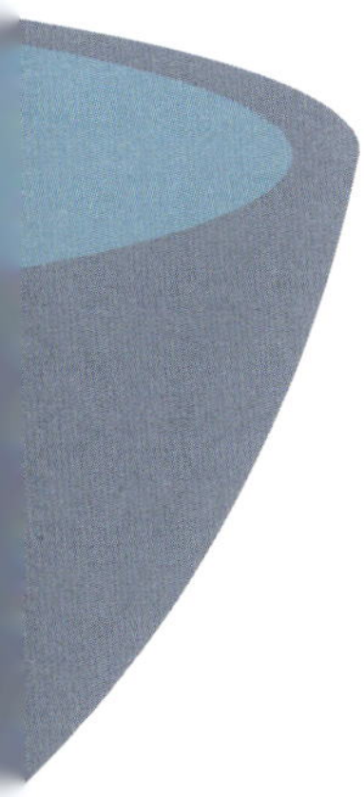

Les laits végétaux

Riches en bons acides gras, en minéraux et en vitamines, les laits végétaux sont délicieux et très digestes. S'ils ont la texture du lait, ce ne sont en fait que des mélanges d'eau et de céréales. Il en existe de toutes sortes et pour tous les goûts : lait de soja, de riz, d'amande, de millet, de coco, de châtaigne, de noisette... Les laits de soja et d'amande peuvent parfaitement remplacer le lait de vache en cuisine.

Les graines

Les graines (ah, les fameuses graines du végétarien !) telles que les graines de lin, de sésame, de tournesol et de pavot donnent du goût aux salades et autres préparations, et contiennent environ 20 % de protéines. Elles existent aussi en version germée ou peuvent être germées à la maison (à l'aide d'un germoir). Sous cette forme, elles sont encore plus riches en vitamines, enzymes et minéraux que les graines sèches, et ont donc sur l'organisme un pouvoir tonifiant, antioxydant et reminéralisant.

CRÈME DE SOJA LIQUIDE, LAITS VÉGÉTAUX, DESSERTS AU SOJA, MARGARINE… Pourquoi préférer les substituts végétaux aux produits laitiers ?

On n'y pense p as forcément, mais il existe pourtant un lien étroit entre la filière du lait et celle de la viande. En effet, pour qu'une vache (ou une chèvre…) donne du lait, il faut qu'elle ait un veau (ou un chevreau) chaque année. Son petit, si c'est un mâle, sera dans l'immense majorité des cas séparé de sa mère pour être engraissé avant d'être emmené à l'abattoir. À la souffrance de la mère, qui ensuite meugle souvent pendant des jours, s'ajoute la détresse, la terreur, puis la mort de son petit.

De plus, même dans les élevages bio, les vaches sont traitées de telle façon qu'elles développent des mammites et mastites qui les font souffrir. Et dès qu'elles ne sont plus productives (en moyenne à l'âge de 5 ans), elles sont envoyées à l'abattoir.

Puisqu'il existe des alternatives délicieuses aux produits laitiers, autant les préférer !

Les noix

Appréciées surtout à l'apéritif par les carnivores, les noix s'invitent dans toute la cuisine chez les végétariens. Noix de cajou dans les plats thaïlandais, amandes dans le riz, noix et noisettes dans les salades, noix de coco dans les gâteaux... Elles sont riches en fer, en calcium et en vitamines. Alors on en profite pour se jeter sans scrupules sur les pâtes à tartiner, le beurre de cacahuète ou la pâte d'amande !

Les huiles

Si l'huile d'olive reste la préférée des Français, il existe de nombreuses autres huiles aux saveurs étonnantes. Produites à partir de noix (noix de coco, noisette, noix...) ou de graines (sésame, tournesol, colza, courge, soja...), elles permettent de parfumer tous vos plats, en cuisson comme en assaisonnement.
Préférez les huiles vierges première pression à froid, qui garantissent des qualités nutritionnelles préservées et un goût plus riche.

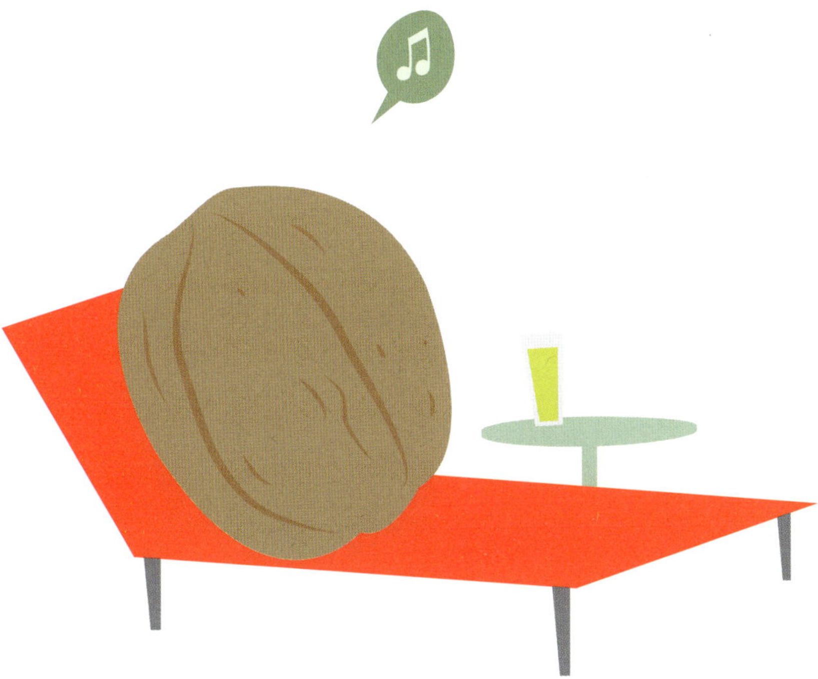

Les aliments inédits

En devenant végétarien, il est parfaitement normal de se sentir un peu désorienté par tous les produits inconnus proposés, notamment dans les magasins bio. Voici quelques infos pour vous aider à vous repérer dans ce monde de saveurs.

Le gomasio

C'est un mélange de sel et de graines de sésame grillées. Il parfume agréablement les salades, le riz et les sautés de légumes. En fait, il peut être utilisé comme un condiment, avec presque tout. On en trouve également des versions parfumées aux algues.

Les purées d'oléagineux

Amande, noisette, sésame… il existe de nombreuses purées.
Elles peuvent être tartinées telles quelles sur du pain, ou utilisées en cuisine, par exemple pour la confection de sauces.
Le tahini (purée de sésame) est un ingrédient indispensable de la cuisine libanaise et orientale ; il accompagnera vos préparations de houmous ou de caviar d'aubergine.
La purée d'amande, quant à elle, peut remplacer le beurre dans vos préparations.

Le tamari et le shoyu

Le tamari est une sauce soja fermentée, bien meilleure que les sauces soja industrielles. Meilleure de goût, mais aussi meilleure pour le corps, puisqu'elle est obtenue grâce à une fermentation lente qui rend ses nutriments plus facilement assimilables.
Quand le soja est mélangé à du froment (ou à d'autres céréales), on appelle cette sauce du « shoyu ».
Ces deux sauces sont délicieuses pour rehausser le goût naturel des aliments. On les utilise en fin de cuisson ou à table, à la place du vinaigre pour assaisonner les salades, et directement sur du riz, des poêlées ou des légumes vapeur…

Toutes les purées peuvent être mélangées avec de l'eau pour fabriquer un lait végétal maison ! Le dosage est une cuillère à soupe de purée pour un quart de litre d'eau tiède. Mélangez ou mixez : c'est prêt !

Les algues

Avec les algues, c'est toute la richesse de la mer qui débarque dans notre assiette. En effet, par osmose, elles absorbent et concentrent les éléments nutritifs de l'eau de mer. Elles sont donc une véritable source de minéraux (magnésium, calcium, fer, potassium, soufre…) et d'oligoéléments (cuivre, zinc, cobalt…). Elles existent en paillettes, en tartare, en feuilles, en grandes feuilles pour faire des makis végétariens…

LE KALE : BIENTÔT EN FRANCE ?

Aux États-Unis, ce chou frisé est le chouchou des veggies. Facile à préparer, très riche en vitamines A, C et K, et en minéraux, il a aussi une forte teneur en protéines. Un CV idéal qui explique mal qu'il soit presque introuvable en France. Heureusement, le Kale Project s'est donné comme mission de le faire venir sur les marchés parisiens. Quelques « spots » le distribuent déjà !
www.thekaleproject.com

Les protéines de soja texturées

Les protéines de soja texturées sont produites à partir de farine de soja, de laquelle on a retiré l'huile.
Peu chères, elles sont très simples d'utilisation : il suffit de les réhydrater et de les cuisiner à la place de la viande ou du poisson dans vos recettes carnées traditionnelles. La consistance est bluffante !
Pour s'adapter à toutes les recettes, elles existent sous une multitude de formes : en morceaux, en médaillon, en allumettes, en steak, et même en granulat pour préparer de fausses sauces bolognaises !
Dans les blogs et les livres de cuisine anglo-saxons, on les retrouve sous le nom de TVP (pour *Textured Vegetable Protein*).

L'agar-agar

L'agar-agar est une algue qui a été transformée pour perdre son odeur et sa saveur. Ne reste donc que son pouvoir gélifiant, huit fois supérieur à celui de la gélatine. On peut donc l'utiliser en pâtisserie, pour la confection de confitures et de gelées, de panna cotta… toutes ces recettes qu'on s'interdirait d'ordinaire à cause de la gélatine !

La viande sans viande

Si le goût de la viande vous manque, il existe de délicieuses alternatives à la viande... et 100 % végétales. Les marques Wheaty et Vegusto se sont spécialisées dans ce secteur de « la viande sans viande ». Saucisses, steaks, salamis, chorizos, jambons, escalopes et même saucissons... les goûts sont incroyables et vraiment addictifs, sans faire ressentir la moindre culpabilité.
Il existe même une alternative au foie gras 100 % végétale, et beaucoup moins chère : le Faux Gras de Gaia ! On déplore un peu son packaging assez moche, mais le goût et la texture sont convaincants.

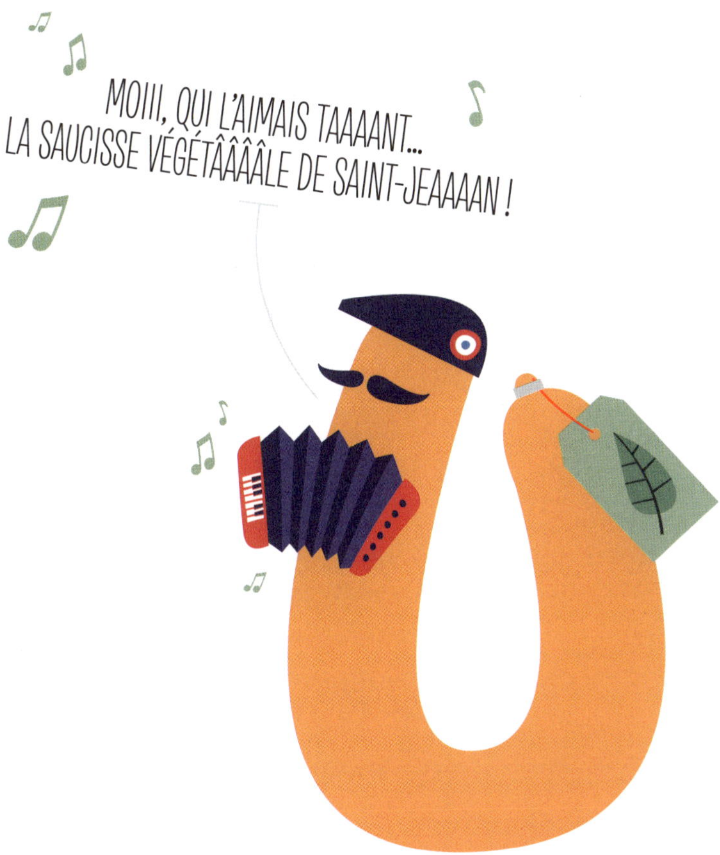
MOIII, QUI L'AIMAIS TAAAANT...
LA SAUCISSE VÉGÉTÂÂÂÂLE DE SAINT-JEAAAAN !

Les faux amis : la matière animale *under cover*

Attention : certains produits apparemment innocents ne sont, en fait, pas végétariens. Examinez bien les étiquettes !

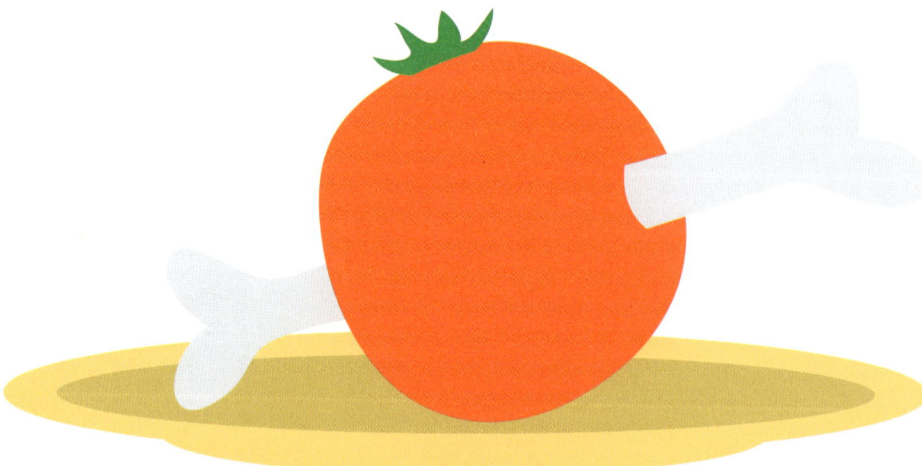

« EUH... ATTENDEZ UNE P'TITE MINUTE... »

La gélatine

La gélatine est un ingrédient très répandu, obtenu en faisant bouillir des tendons, des os et des ligaments d'animaux. Elle est utilisée comme épaississant dans certaines crèmes desserts, dans des bonbons, glaces, gâteaux, yaourts, etc. Ne déprimez pas, beaucoup de gourmandises sont épargnées par la vilaine gélatine. Il suffit de lire les étiquettes.

La présure

On utilise cette substance extraite de l'estomac de veau comme coagulant, pour faire cailler le lait des fromages. Par défaut, la présure est animale. Lorsque la présure n'est pas d'origine animale mais microbienne, les termes « présure non animale », « coagulant », « enzyme fongique » ou « enzyme microbienne » figurent sur l'emballage. Vous pouvez retrouver la liste des fromages industriels contenant de la présure sur ce lien :
www.vegetarisme.info/spip.php?rubrique42

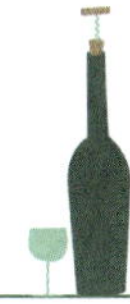

Les vins Ampelidae, distribués partout en France, sont à 100 % sans produit animal.
www.ampelidae.com

Le vin

Contre toute attente, le vin est loin d'être une boisson 100 % végétale. En effet, plus de la moitié des 100 000 vignerons français ajoutent des protéines animales dans leur production. Blanc d'œuf, caséine (extrait de lait), gélatine animale ou « colle de poisson » permettent de récupérer les particules en suspension dans le vin et de clarifier le breuvage. Si, en Angleterre, des pictogrammes permettent d'identifier très simplement les vins vegans, en France, l'affaire est plus compliquée. L'idéal est de demander conseil à votre caviste.

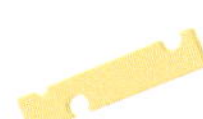

Les fromages casher ne contiennent pas de présure animale. D'une manière générale, les fromages à pâte molle contiennent peu ou pas de présure.

Cuisiner veggie

Être végétarien va changer votre façon de penser la cuisine. Des plats traditionnels revisités aux recettes les plus exotiques, tout est possible avec le végétal !

Adaptez vos plats préférés en version veggie

OK, réinventer sa façon de faire les courses et de cuisiner ne se fait pas en un jour. Alors, pour ne pas vous décourager, avancez étape par étape. Commencez par cuisiner des choses simples au lieu de vous lancer dans une pièce montée végétale.
Gardez certains de vos plats préférés, tout en les transformant très simplement en version veggie.
Dans une quiche ou une poêlée, remplacez les lardons par du tofu fumé.
Si vous cuisiez un steak pour accompagner vos légumes, remplacez-le par une galette de céréales ou du seitan.
Les protéines de soja texturées ou le soja remplacent également parfaitement la viande dans les recettes où celle-ci était présentée hachée ou en morceaux (poêlées, soupes, plats mitonnés, hachis...).
Avec plus de légumes, certaines recettes se passent aussi de viande ; par exemple, les lasagnes ou les fajitas sont géniales en version veggie.

Cuisinez autrement

Si vous aimez cuisiner, être végétarien va vous permettre de vous amuser. Vous allez découvrir de nouvelles recettes, parcourir des blogs alléchants, tester de nouveaux ingrédients qui vous étaient jusqu'alors inconnus. C'est comme passer à un niveau supérieur dans un jeu vidéo ou découvrir un pays étranger. Accordez-vous quand même un peu plus de temps pour cuisiner, au moins au début. En effet, cuisiner végétarien semble d'abord un peu étrange lorsqu'on est habitué à un mode d'alimentation carnivore. Prendre ses marques peut demander un tout petit peu de temps.

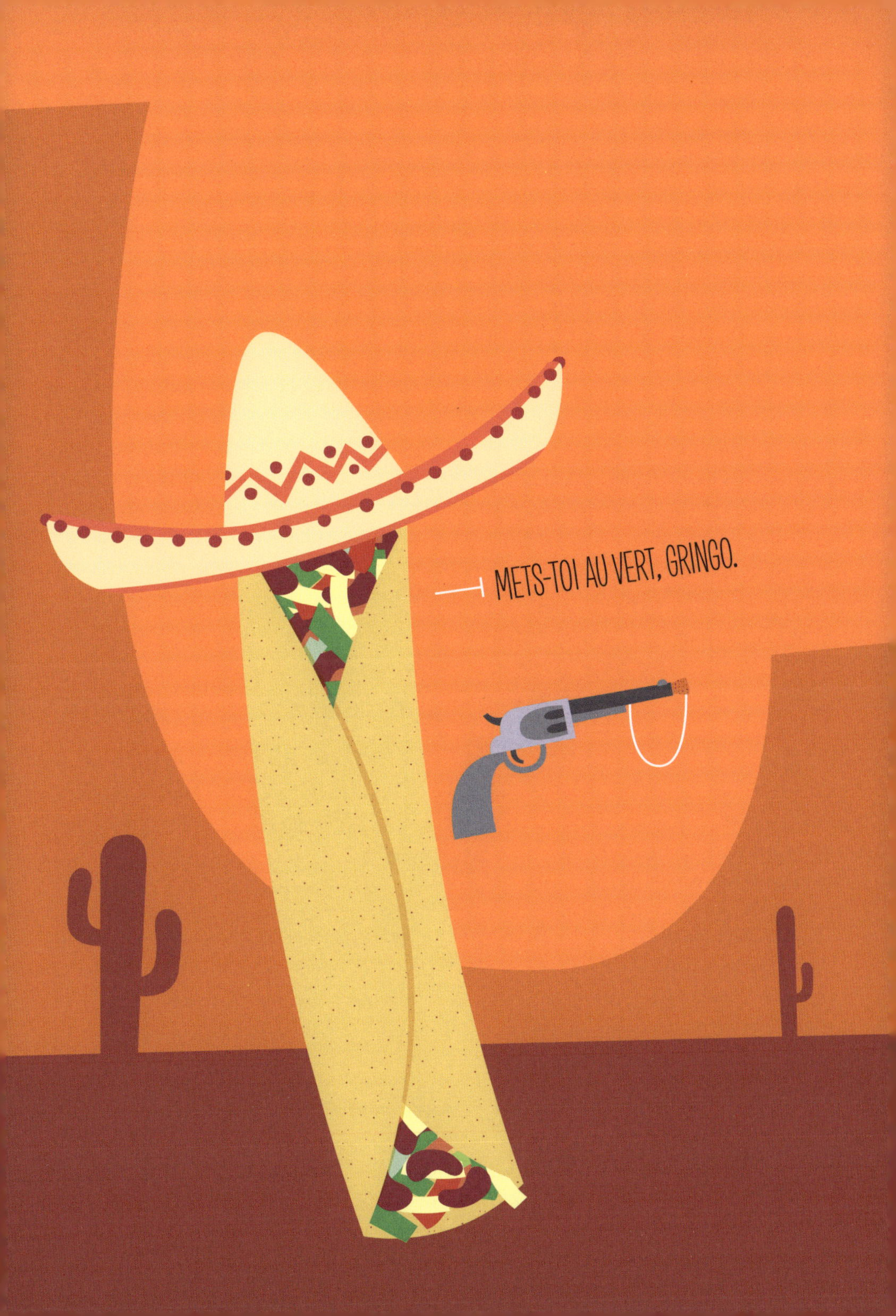
METS-TOI AU VERT, GRINGO.

Comptez sur le soutien du « tout fait »

Si vous refusez de cuisiner, parce que vous n'aimez pas ça, ou que vous n'êtes un piètre cuisinier, ou que vous n'en avez pas le temps, pas de panique. Il existe de nombreux plats préparés en version veggie, dans les supermarchés comme dans les magasins bio.
Vous trouverez facilement des soupes, des conserves, des steaks de tofu, des galettes de céréales, des falafels, des terrines végétales, des sauces pour pâtes toutes prêtes, des plats à base de riz, des légumes secs précuits, des raviolis et des pizzas surgelées.
On accompagne le tout avec une salade, et c'est réglé !

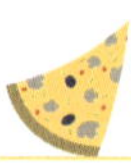

Sur le site de Picard, un moteur de recherche permet de sélectionner les produits végétariens. On les passe au micro-ondes, et c'est prêt !
www.picard.fr

Une assiette complète

Une bonne assiette végétarienne est une assiette diversifiée. L'idéal, pour concevoir un repas équilibré, est d'associer une céréale, une légumineuse et des légumes crus et cuits. Pensez également aux fruits, et préférez-les entiers plutôt qu'en jus, car ils seront ainsi plus riches en fibres. Assurez-vous aussi de consommer chaque jour au moins une portion de fruits riches en vitamine C.
Enfin, variez vos plats aussi souvent que possible, et vous tiendrez ainsi à distance les démons de la carence alimentaire !

PRENDRE DES COURS DE CUISINE VÉGÉTARIENNE ET VEGANE

Des chefs veggies proposent des ateliers pour vous apprendre à cuisiner ou pour perfectionner votre technique !

À Paris :
www.super-naturelle.com
www.vegga-bio.com
www.lacucinaditerresa.com

À Bruxelles :
www.pimpinelle.be

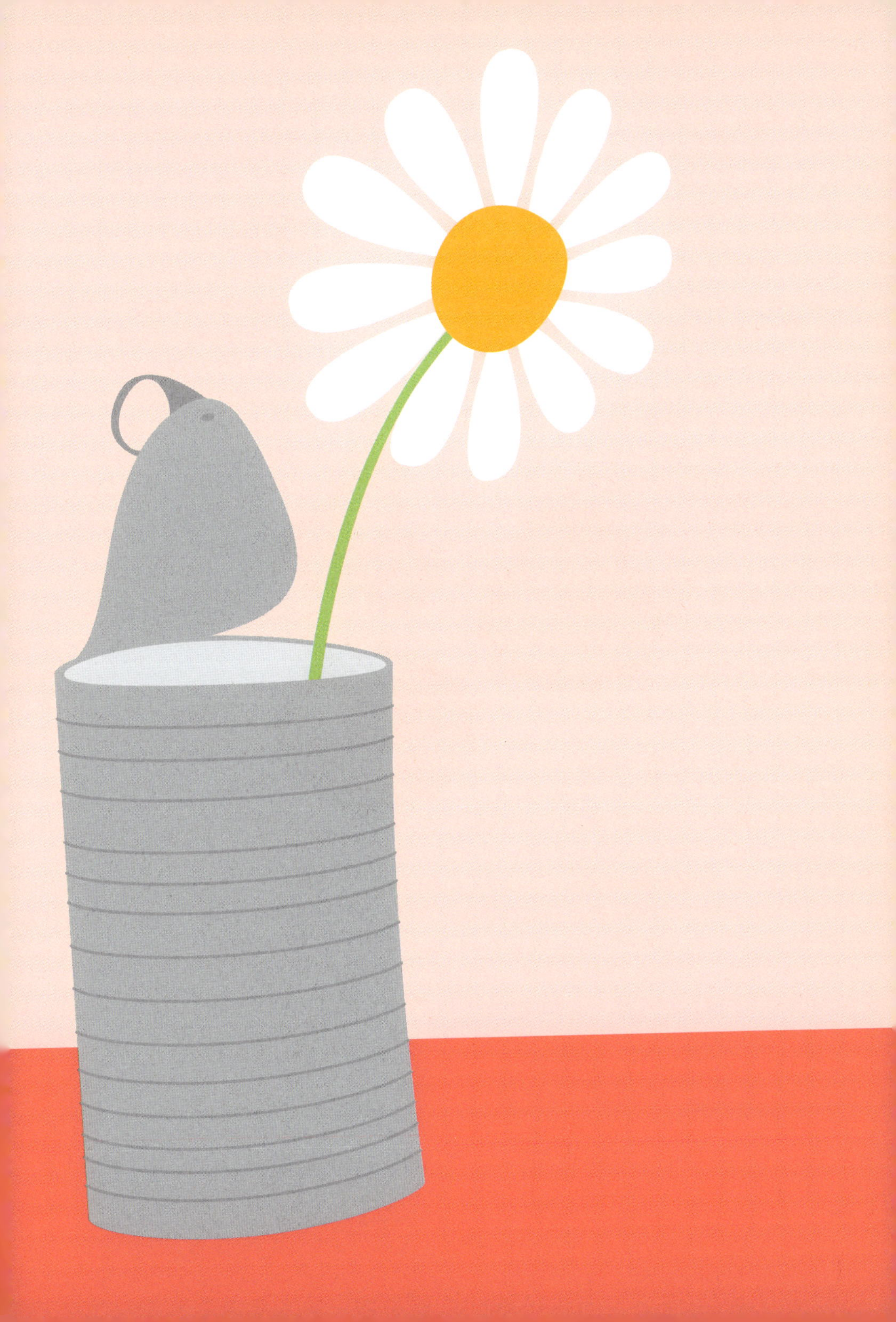

Trouver l'inspiration sur les blogs

Sur le Web, on ne compte plus les blogs de cuisine végétarienne alléchants, tenus par des cuisinières (et parfois des cuisiniers) de génie, également douées en photographie. Ouvrez l'œil et vos navigateurs Internet, et surfez gourmand.

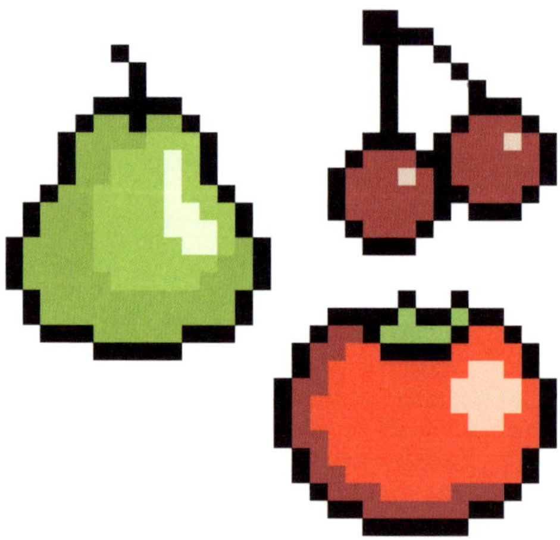

En français

Clea cuisine
Elle est la star du bio et du végétarisme en France. Auteur de nombreux livres de cuisine, elle partage sur son blog des recettes veggies pour toutes les occasions.
www.cleacuisine.fr

100 % Végétal
Girly, healthy, canon… les superlatifs manquent pour décrire ce blog aussi joli qu'une page de magazine.
www.100vegetal.blogspot.fr

Saveurs végétales
Une fois qu'on arrive à se retrouver dans le dédale de ce blog, les recettes valent vraiment le détour.
www.saveursvegetales.com

En anglais

Plus végétariens que nous, et surtout plus nombreux, les Anglo-Saxons envoient la purée sur les blogs veggies.

Cook Republic
Elle est australienne, photographe et food stylist, et son blog est formidable. C'est bien simple, elle donne envie de passer sa vie à cuisiner et à inviter ses amis pour partager ses réalisations.
www.cookrepublic.com

Dirty Kitchen Secrets
Dans la rubrique végétarienne de ce blog, vous trouverez des recettes sans viande inspirées du Moyen-Orient : Falafel Scotch Eggs, taboulé libanais, houmous, feuilles de vigne…
www.dirtykitchensecrets.com

Urban vegan
La blogueuse vegane superstar aux États-Unis propose des recettes alléchantes et des critiques de livres sur le véganisme.
www.urbanvegan.net

Veggie Belly
Des recettes indiennes et des pâtisseries à tomber à la renverse !
www.veggiebelly.com

Cookie + Kate
Des salades, des cocktails, des granola… Ce blog est la fraîcheur incarnée.
www.cookieandkate.com

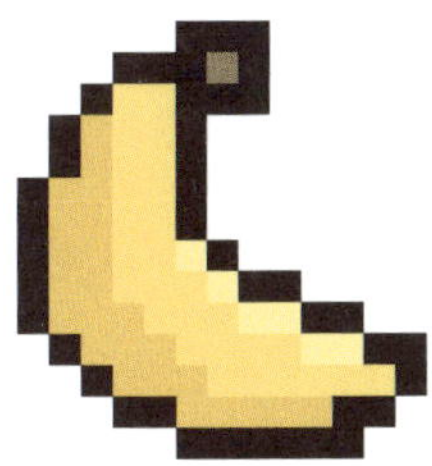

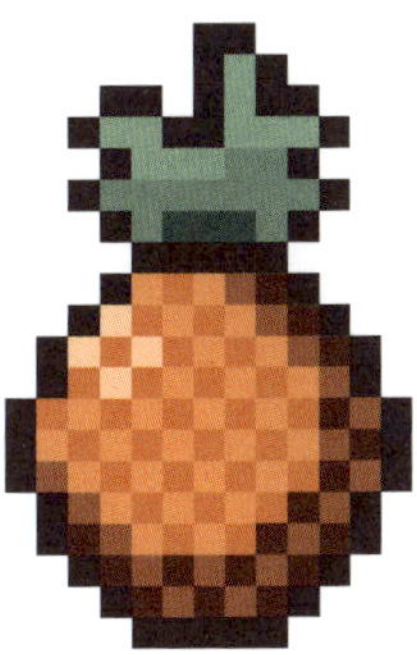

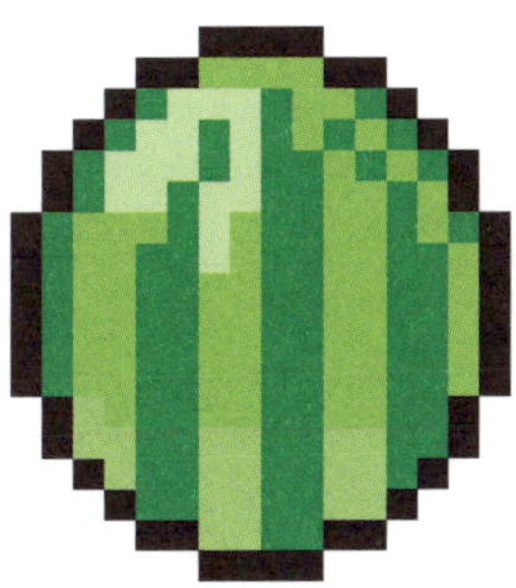

Une bibliothèque allèchante

À offrir ou à s'offrir, de nombreux livres de cuisine végétarienne vous mettront l'eau à la bouche. De la cuisine quotidienne à la cuisine de fête, il y en aura pour tous les goûts !

Ma cuisine végétarienne pour tous les jours
Garance Leureux

Comme son titre l'indique, ce livre regorge de recettes ultrasimples pour cuisiner au quotidien et confectionner un repas savoureux en un tournemain. C'est une bible ! **La Plage Éditeur, 2006**

Recevoir en bio
Clea

Même si son titre n'est pas explicite, ce livre de la blogueuse Clea est dédié à la cuisine végétarienne. Classées par occasions, avec des photos à tomber, ces recettes vous permettront d'en mettre plein la vue à vos invités. Nul doute que vous en convertirez même plus d'un au végétarisme !
La Plage Éditeur, 2012

Peace'n'Food. La cuisine des hippies en 40 recettes
Elsa Launay

Ne pas manger d'animaux est un concept très *peace and love* que les hippies maîtrisaient à merveille. Elsa Launay remet au goût du jour certaines de leurs délicieuses recettes à partager, dont un banana bread complètement planant. **Alternatives, 2013**

Petits plats végétariens

L'objectif : un plat pour tous les jours en moins de 30 minutes chrono. Classant les plats par types (sur le pouce, soupes, salades, dîners, desserts) et par temps de préparation, ce livre joliment illustré est un incontournable pour les végétariens pressés. **Marabout, 2012**

Food: Vegetarian Home Cooking
(en anglais)
Mary McCartney

Élevée par des parents végétariens et très rock, Mary McCartney a mille et une recettes dans son sac, qu'elle photographie elle-même avec un talent fou. Le plus de sa cuisine ? Des recettes familiales, gourmandes et fondantes, riches en fromage, en sauces, en beurre. De quoi traverser l'automne et l'hiver sans vague à l'âme.
Sterling Epicure, 2013

Nobu's Vegetarian Cookbook
(en anglais)
Nobu Matsuhisa

Le chef japonais mondialement connu a dédié un livre à la cuisine végétarienne. Délicieuses, élégantes et healthy, ses soixante-dix recettes ont tout pour plaire. **PIE Books, 2012**

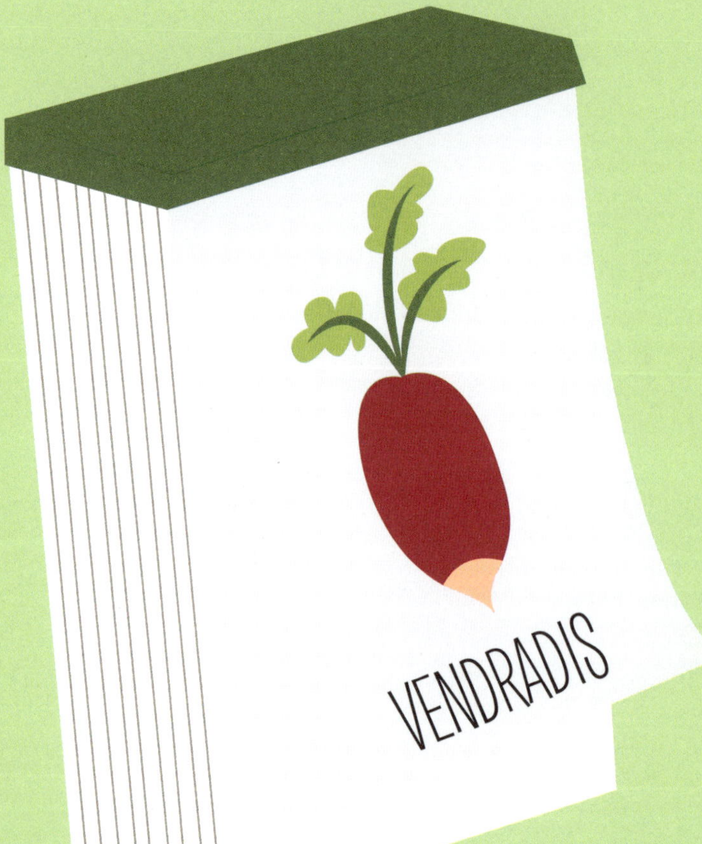
VENDRADIS

Veggie
AU QUOTIDIEN

Gérer les invitations à dîner

L'idée de devenir végétarien s'accompagne de son lot d'appréhensions : « Va-t-on arrêter de m'inviter aux dîners et aux soirées ? », « Vais-je vexer les gens ? », « Vais-je finir seul(e) avec mes chats pour toute compagnie ? » Pas de panique.

Chez quelqu'un que vous ne pouvez pas prévenir

Par exemple, une personne dont vous n'êtes pas très proche. Vous n'allez pas faire passer un valet pour annoncer que vous ne mangez pas de viande. Pendant le dîner, indiquez simplement que vous êtes végétarien et contentez-vous des accompagnements si c'est tout ce qu'il y a, à part la viande.
Si vous avez peur de mourir de faim, mangez un peu (ou beaucoup !) avant de sortir.
Si votre hôte (ou hôtesse) est mal à l'aise et se sent coupable de ne pas vous avoir cuisiné des graines, rassurez-le, et témoignez par votre sourire et votre bonne humeur qu'il n'y a aucun problème. Évitez de jeter les escargots sur les convives en les traitant d'assassins ignorants. Si vous n'avez pas l'air offensé, vos hôtes ne le seront certainement pas non plus.

Chez un ami

Normalement, à moins que vous n'aimiez mener une double vie, vous pouvez prévenir vos amis que vous êtes végétarien.
Plutôt que de leur balancer l'information en concluant par un simple « Bon, eh bien, bonne chance ! », proposez à votre ami de lui envoyer une recette ou suggérez-lui quelques idées de plats. Mieux encore, proposez de cuisiner quelque chose que vous pourrez partager et faire goûter à tout le monde. Si votre hôte a l'impression que vous cherchez à lui voler la vedette en cuisine et à transformer son salon en réunion Tupperware du végétarisme, proposez simplement d'apporter votre propre repas.
L'essentiel est de rassurer vos amis sur le fait qu'être végétarien n'est en rien dramatique et qu'il y a mille façons de s'adapter. Du même coup,

vous éviterez de vous retrouver devant une assiette de pâtes à l'eau (la recette végétarienne n° 1 proposée par les carnivores qui manquent d'imagination).

À un barbecue

Souvent, quand vient l'été, vos amis non végétariens vous regardent d'un air désolé et soupirent : « Pauvre de toi, c'est vrai que tu ne pourras plus jamais faire de barbecue... » Protestez !
En cas de barbecue, vous n'avez pas à vous rabattre sur un vieux quignon de pain et un paquet de chips.
D'abord, il existe toutes sortes de saucisses végétales et de steaks végétariens qui trouveront facilement leur place à côté des merguez et des côtelettes.
Ensuite, vous pouvez réaliser de délicieuses brochettes de légumes (courgette/oignon/poivron/champignon entier), faire griller des épis de maïs dans leurs feuilles, coincer entre les grilles du barbecue de grandes tranches d'aubergine, ou faire cuire des poivrons jusqu'à ce qu'ils soient tout sucrés et fondants.
Enfin, vous pouvez dégainer l'arme fatale, le héros de tous les barbecues : le halloumi. Ce délicieux fromage chypriote, à la texture fondante mais ferme, a la vertu de pouvoir être grillé sans fondre. Autant vous dire qu'en brochette, c'est le succès assuré.

Les papillons de pâte fine et leurs brins d'émeraude végétale.
Syn. : Les pâtes à l'eau avec un peu de persil (fam.).

Au restaurant

Avec des cartes variées, les restaurants permettent (normalement) à chacun – végétarien ou non – de trouver son bonheur.

Les restaurants étrangers

De nombreuses cultures gastronomiques sont en avance sur nous en ce qui concerne le végétarisme. Et vous trouverez souvent plus de plats végétariens dans un restaurant « exotique » que dans une brasserie française. Quelques exemples :
Libanais : à vous les falafels, les feuilles de vigne, le houmous, le labné, le taboulé et le caviar d'aubergine.
Italien : *viva* le risotto, les lasagnes et autres pâtes aux légumes, les cannellonis à la ricotta et les antipasti de légumes.
Indien : curry, dal, beignets de légumes, riz cuisinés, plats au paneer… vous avez l'embarras du choix !
Pensez aussi aux restaurants chinois, thaïs, mexicains…

Vos amis carnivores ne se sentiront pas frustrés : aller dîner « exotique » sera une aventure pour eux aussi, et il y aura toujours des plats à la viande à la carte.

Les restaurants traditionnels

Même dans les restaurants qui n'ont pas de plats veggies à la carte (ce qui est quand même assez rare), vous pouvez demander un assortiment d'accompagnements, des pâtes sans viande ou des légumes. D'accord, ce sera peut-être moins « fun » que ce que mangent vos compagnons, mais vous pourrez toutefois partager un moment convivial avec eux. Cela peut valoir le coup de se sacrifier gustativement de temps à autre !

Les restaurants végétariens

Il existe de plus en plus de restaurants végétariens en France, et les nouvelles adresses fleurissent. Si vous déjeunez ou dînez avec des personnes à l'esprit ouvert, c'est peut-être le moment de leur faire découvrir votre gastronomie ! Attention, cependant : afin de ne pas trop déboussoler vos compagnons d'agapes, privilégiez une adresse moderne et jeune pour éviter une immersion dans le végétarisme pur et dur ou militant. En résumé, dites-le avec un burger plutôt qu'avec une graine germée !

Les bonnes adresses à Paris

Le guide *Végétarien à Paris* recense les meilleures adresses veggies de la capitale. Nos préférées ? ***East Side Burgers***, qui propose les meilleurs burgers et hot-dogs veggies et vegans au monde (sans hésiter une seconde), ***Soya***, pour une cuisine gourmande, saine et variée, et ***Saravanaa Bhavan***, un restaurant indien 100 % veggie avec une carte immense et délicieuse.

East Side Burgers
60, boulevard Voltaire, 11e
Soya
20, rue de la Pierre-Levée, 11e
Saravanaa Bhavan
170, rue du Faubourg-Saint-Denis, 10e

EN ROUTE POUR LES ÉTOILES

Si vous avez la chance d'aller dîner dans un restaurant étoilé (et que vous avez réservé au préalable), n'hésitez pas à prévenir le chef que vous êtes végétarien. En général, il se fera un plaisir de relever le défi et de vous préparer un menu 100 % veggie. Votre expérience gastronomique en sera doublement exceptionnelle !

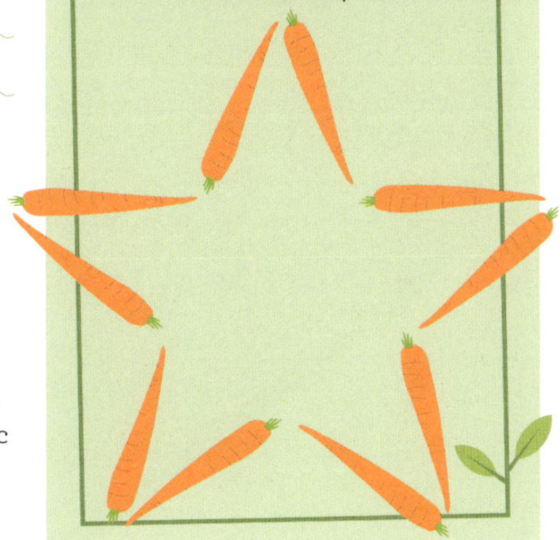

Amour et végétarisme

Envie de partager de bons plats végétariens avec l'homme ou la femme de votre vie ? Entre veggies ou en couple « mixte », rencontrez l'âme sœur « food-compatible » !

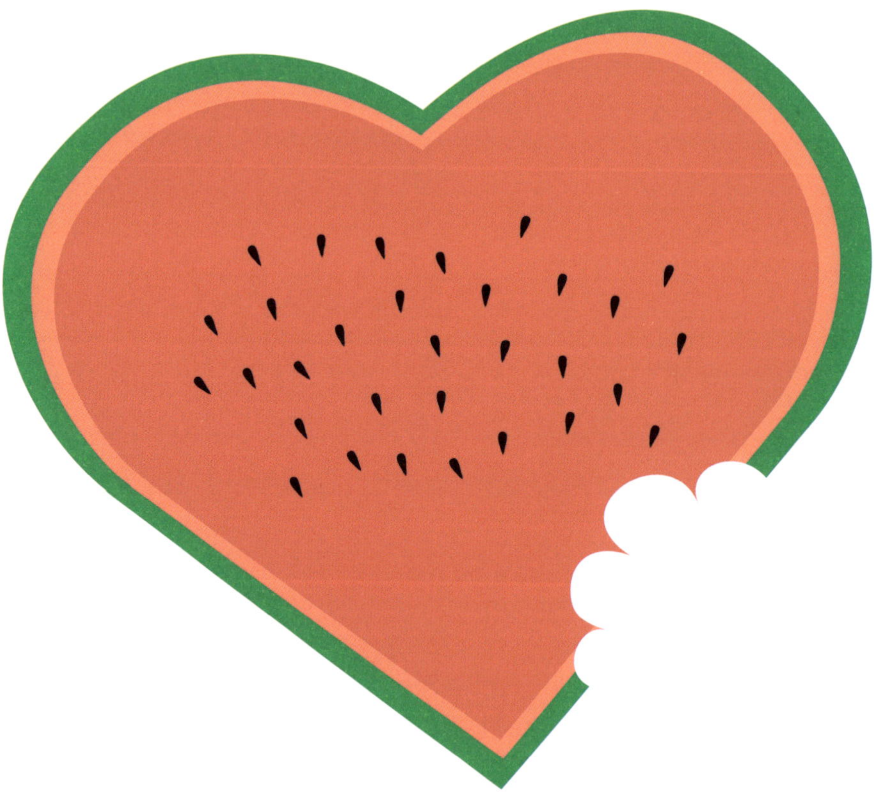

L'amour entre veggies

En guise de première étape, il vous faut évaluer si, en tant que végétarien, vous seriez prêt à flirter avec un carnivore. Si tel n'est pas le cas, vous pouvez, certes, miser sur le hasard des rencontres au magasin bio, mais il existe aussi des sites de rencontres spécialisés dans le milieu végétarien.

SITES DE RENCONTRES VÉGÉTARIENS

Amours bio : il rassemble les personnes ayant un mode de vie tourné vers le bio, le bien-être, les thérapies naturelles et le végétarisme.
www.amours-bio.com

Vegetarian Buddies : la page d'accueil du site nous promet une rencontre autour d'un chou-fleur géant ! Voilà qui est prometteur !
www.vegetarianbuddies.com

Vegaia : **www.vegaia.info**

Vegan Rencontres :
www.vegan-rencontres.fr

Le site grand public *Adopte un mec* propose également comme critère l'alimentation.
www.adopteunmec.com

L'amour au-delà de la viande

C'est décidé, vous êtes prêt(e) à flirter avec un(e) carnivore, et vous ne lui direz pas d'un air dégoûté : « Tu sens la viande » quand il (ou elle) essaiera de vous embrasser.
Mais pour que votre *love story* démarre sur de bonnes bases, il est d'abord nécessaire de faire en sorte que le premier rendez-vous se passe bien.
En effet, une enquête effectuée aux États-Unis auprès de 4 000 personnes a révélé que si 96 % des végétariens interrogés étaient prêts à rencontrer un mangeur de viande, 70 % des omnivores interrogés refuseraient d'avoir une relation amoureuse avec un végétarien (enquête *The Today Show* and Match.com), surtout par peur d'être jugés, de ne pas savoir quoi cuisiner et de ne pas partager le même plaisir pour les repas.
Pour faire descendre cette statistique effarante, comportez-vous plus en épicurien convivial qu'en inspecteur austère.

LES CONSEILS LOVE DU DOCTEUR VEGGIE

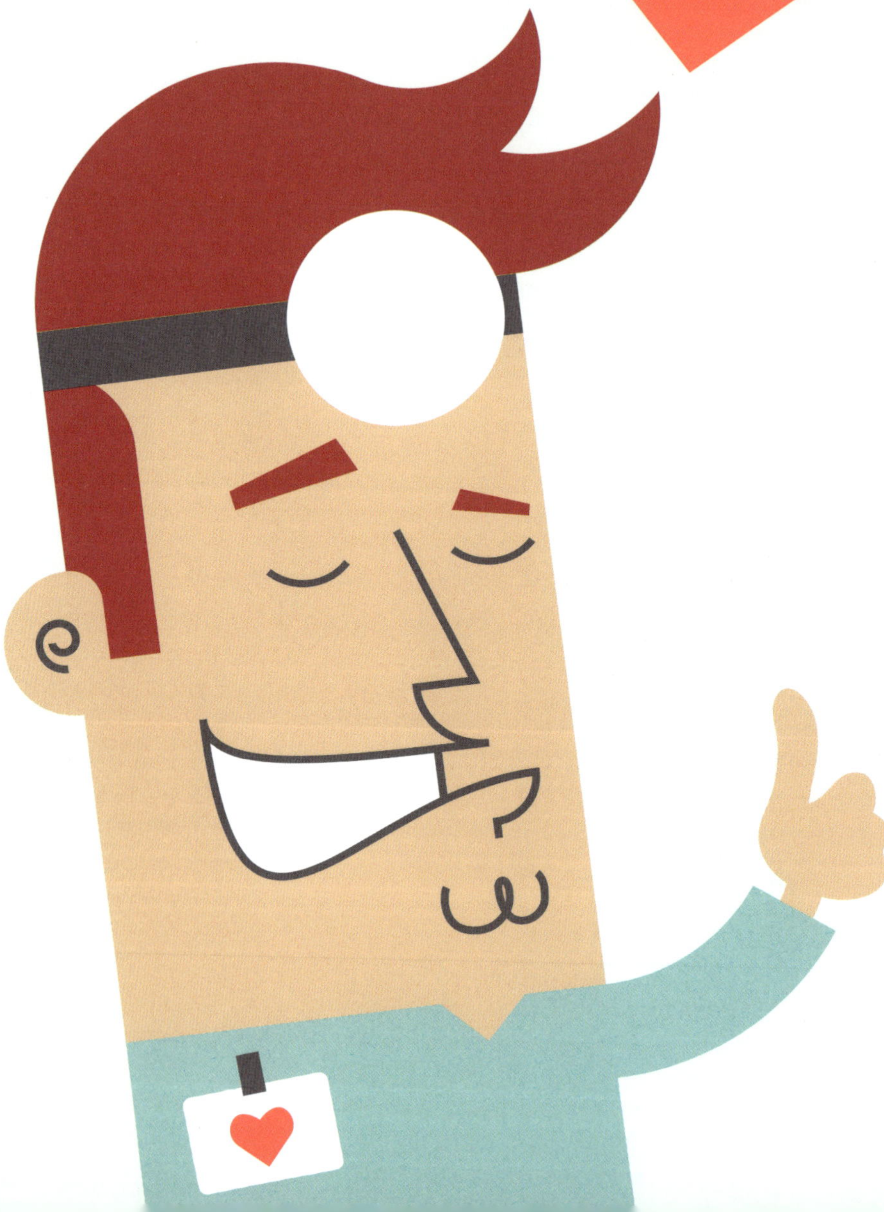

Le choix du restaurant : vous n'êtes pas obligé d'aller dans un restaurant végétarien. Trouvez un compromis, par exemple un restaurant italien. Cela montre à votre interlocuteur que les végétariens ne vivent pas dans un ghetto et qu'ils peuvent très bien partager simplement la vie des carnivores.

Si votre interlocuteur commande du foie de veau, ne sortez pas votre baïonnette ni votre sac à vomi. Si partager votre repas avec un carnivore vous est insupportable, revenez à la page précédente.

Ne taisez pas votre végétarisme. Si vous entamez une relation, il est probable que vous partagerez un certain nombre de repas. Mieux vaut donc être clair dès le début sur vos convictions alimentaires. Contentez-vous d'expliquer pourquoi vous préférez une alimentation végétale, avec autant de calme, de bonne humeur et d'aplomb que si vous disiez : « J'aime la marche à pied et les films de catch. »

À moins que votre interlocuteur ne soit passionné par la question, **ne passez pas tout le dîner sur la question du végétarisme** et montrez que vous avez mille autres centres d'intérêt. Sans dissimuler ni même minimiser votre pratique alimentaire, prouvez que le fait de ne pas manger d'animaux n'est pas votre unique trait de personnalité. Et que vous ne caressez pas que des plantes...

Le verdict
Si votre interlocuteur respecte votre différence, commandez un dessert. Si, malgré vos efforts de pacification, votre mode d'alimentation est déjà un sujet de discorde, inutile de persévérer. Paradoxalement, c'est à une publicité pour les rillettes que vous devrez cette *punchline* adaptée à la situation : « Nous n'avons pas les mêmes valeurs ! »

Voyager végétarien

Il y a certains pays qu'on devrait prendre comme modèles tant ils sont en avance et en harmonie avec la cause veggie. En attendant, on peut toujours y aller en vacances !

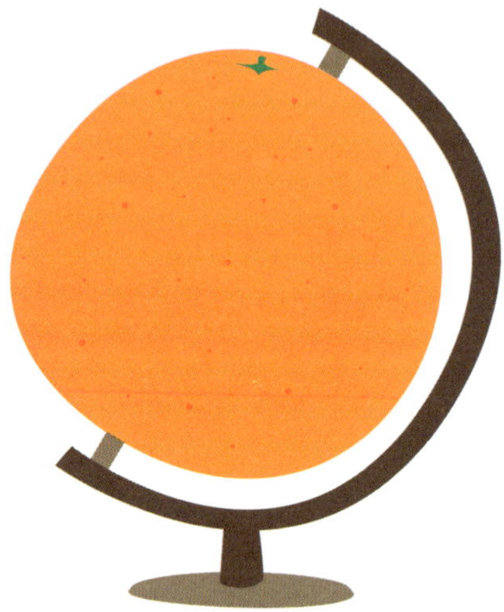

#1 Inde

Avec plus d'un tiers de sa population végétarienne, l'Inde est le paradis des veggies. Le pays a créé un secrétariat d'État à la Protection animale, et il existe même des villes strictement végétariennes par la loi (Pushkar, Haridwar, Rishikesh, Ayodhya...), qui interdisent la vente et la consommation de viande ainsi que la présence d'abattoirs sur leur sol.
Des options végétariennes sont en tout cas disponibles dans l'ensemble du pays, et le choix est infini. Raïta de concombres, aloo gobi, curry de légumes, dal aux lentilles corail, palak paneer, pakoras de légumes... chaque région a ses spécialités, et vous aurez le temps de voyager avant d'en percer tous les secrets !
Les restaurants indiquent tous clairement s'ils sont ou non végétariens, et même les supermarchés respectent un système d'étiquetage très clair pour préciser si le produit contient de la viande.

#2 États-Unis

Aux États-Unis, 20 % des étudiants américains sont végétariens.
Pour répondre à leurs demandes, cafés, restaurants et boutiques spécialisées fleurissent. Et rares sont les cartes des restaurants classiques qui ne proposent pas des options végétariennes. Trois lieux se distinguent particulièrement pour les veggies : San Francisco, New York et Portland. Les options végétariennes y sont innombrables.

#3 Italie

Des antipasti de légumes à tomber, des fromages à nous faire pâlir de jalousie, des pizzas croustillantes et des pâtes fondantes… En Italie, le végétarien n'aura aucun mal à trouver son bonheur, et il pourra tester les spécialités de chaque région.

#4 Londres

En Angleterre, être végétarien est *so easy !* Londres a même été nommé « meilleure ville pour végétariens » par l'association de défense des animaux PETA. Les Français en virée dans la capitale britannique bavent devant les rayons des magasins bio Planet Organic et Whole Foods, et devant les étalages du très chic Waitrose. Pour ceux qui aiment le goût de la viande, on y trouve même très facilement des produits veggies aux saveurs de saucisse, de steak, de bacon, etc. Par son héritage colonial, Londres regorge également de restaurants indiens aux innombrables plats végétariens. Et sur les menus des restaurants ordinaires, il y a très souvent des suggestions végétariennes, signalées par un « V » vert.

#5 Jérusalem

Grâce à l'exigence casher de séparer la viande du lait, tous les restaurants labélisés « kosher dairy » sont garantis sans viande. Ce qui est chouette, c'est que la plupart des restaurants de Jérusalem (et un grand nombre dans le reste du pays) sont casher. À vous les falafels et le houmous !

#6 Liban

Ah ! Le Liban, la terre des mezze… Pourquoi choisir un seul plat quand on peut en goûter des dizaines en petites portions ? Des dips, des légumes cuits ou marinés, des feuilles de vigne, du caviar d'aubergine, des salades, des pâtisseries au miel : les papilles sont en folie !

#7 Taipei, Taïwan

Grâce à sa grande communauté bouddhiste, la capitale de Taïwan compte près de 2 millions de végétariens, soit quasiment autant que de végétariens français ! On peut se régaler dans plus de 6 000 restaurants veggies, notamment célèbres pour leurs immenses buffets végétaux. Dans les magasins, les produits alimentaires sont étiquetés de façon à être clairement compris par les végétariens.

Autres destinations

Le monde est bien plus vaste que ces quelques destinations *veggie friendly*. Pour vous orienter dans l'inconnu et vous permettre de dégoter les meilleures adresses, même dans les pays les plus carnassiers, deux sites vous seront bien utiles :
Le site ***Happy Cow*** permet de trouver les restaurants végétariens dans plus de cent pays. Ce service, qui existe aussi en application iPhone, vous sera également utile pour vous repérer parmi les restaurants français !
www.happycow.net
Le site ***Veggie Hotels*** permet, quant à lui, de trouver des hôtels et des hébergements végétariens dans le monde entier.
www.veggie-hotels.com

Les festivals végétariens

Chaque année ont lieu plusieurs festivals végétariens à travers le monde. Et si c'était l'occasion de partir en voyage ?
En Europe, difficile de choisir entre le Vegan Fest de Bologne en Italie (septembre) et le VegFest de Londres (octobre).
Aux États-Unis, le Vegetarian Summerfest de Johnstown illumine chaque mois de juillet. À l'automne, des festivals végétariens se tiennent à Washington, San Diego et Boston. Mais peut-être préférerez-vous partir en Thaïlande où a lieu chaque année le Phuket Vegetarian Festival.

DES VEGGIE BURGERS CHEZ *MCDONALD'S*

Devenir végétarien, ce serait renoncer pour toujours aux menus « Maxi Best Of » ? Pas si sûr ! Dans certains pays, le temple de la *junk food* propose sur sa carte des burgers végétariens. Vous pourrez ainsi profiter d'un voyage aux Émirats, en Égypte, en Grèce, en Malaisie, en Suisse, en Suède ou en Hollande pour savourer un « gros McDo à l'ancienne ».

Quand vous partez à l'aventure, emportez des snacks veggies : biscuits, barres de céréales, fruits secs, fruits frais, etc. C'est juste pour le cas où (pas franchement probable) vous ne trouveriez aucune option veggie là où vous serez... et afin de vous éviter l'alibi parfait pour vous empiffrer de barres chocolatées !

En avion

La plupart des compagnies aériennes peuvent vous servir des repas végétariens si vous l'indiquez au moment d'acheter votre billet. Sinon, vous pouvez emporter votre repas à bord, à condition qu'il ne comporte pas de liquides de plus de 100 ml, risquant de vous faire passer pour un terroriste opérant avec un smoothie.

DITES-LE COMME UN LOCAL

Sur Internet, vous pouvez télécharger des cartes gratuites qui traduisent en soixante-huit langues votre régime alimentaire. En en gardant une dans votre sac-banane jaune fluo et en la brandissant dans les restaurants, vous éviterez tout amalgame, au cas où « foie de veau » se prononcerait comme « assiette de légumes » dans la langue locale ! **www.maxlearning.net/HEALth/V-Cards.pdf**

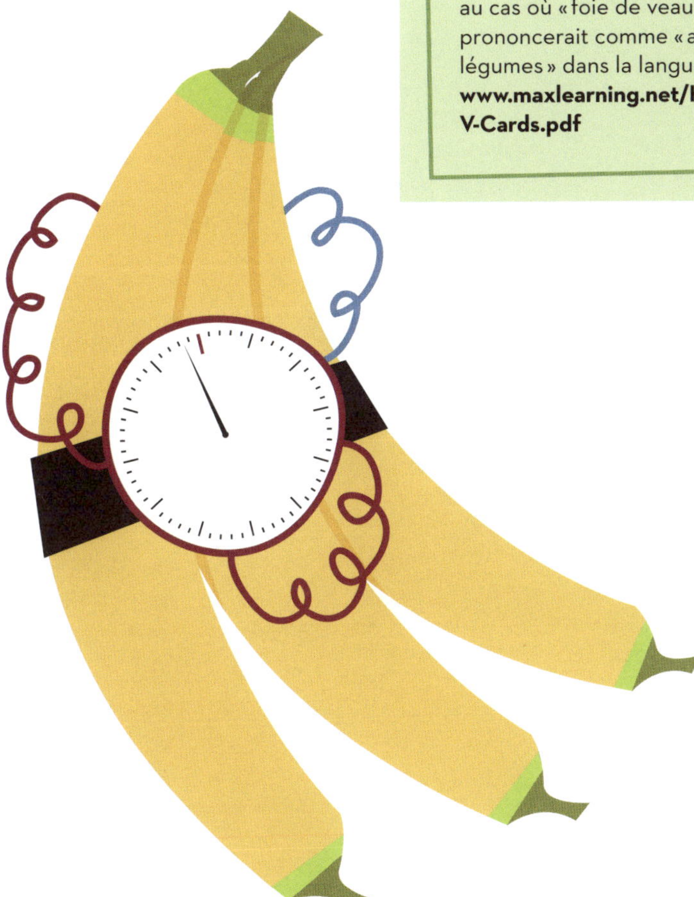

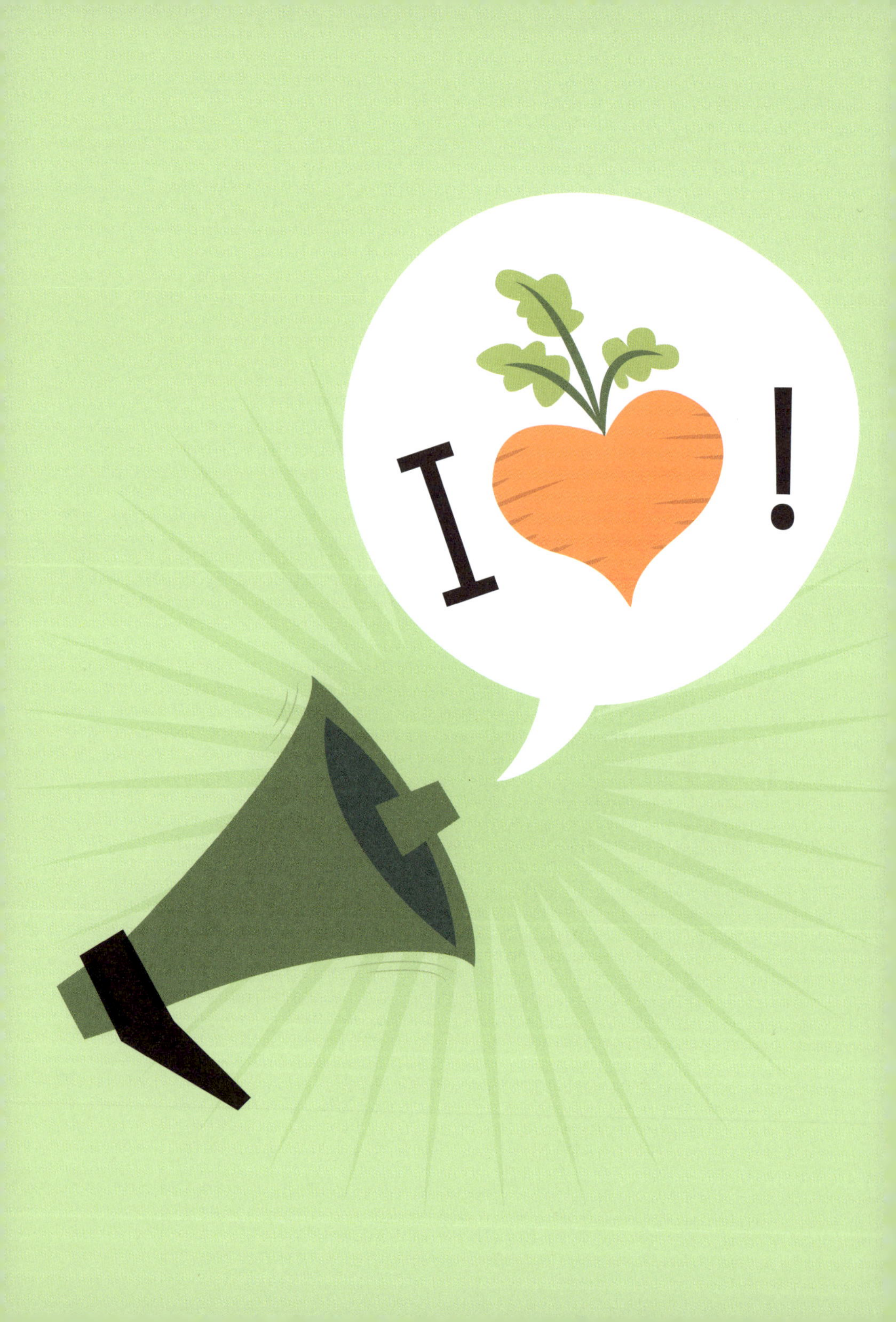
I !

LE COMING-OUT
végétarien

Le dire ou pas ?

Assumer publiquement son végétarisme est un choix personnel, qui dépend de la sensibilité de chacun.

Une sortie de placard sécurisée

Aujourd'hui, les végétariens sont de plus en plus « visibles » et acceptés dans la société, et on peut presque toujours sortir du placard à quinoa sans se faire lapider avec des boulettes de viande.
Néanmoins, tous les végétariens n'ont pas envie d'en parler autour d'eux. En effet, en parler, c'est potentiellement devoir expliquer – et parfois justifier – son choix face à des interlocuteurs plus ou moins bienveillants.

Le site ***levegetarismematuer.tumblr.com*** *recense sur le Web les interventions anti-végétariens les plus stupides, obtuses et agressives. Tellement affligeant que c'en est désopilant.*

Les *haters*

Face à l'aveu de votre végétarisme, certaines personnes paraîtront indifférentes, d'autres vous encourageront, d'autres encore seront sceptiques, et quelques-unes se montreront carrément hostiles.
Il peut en effet arriver que la confession de votre régime alimentaire réveille chez votre interlocuteur le démon de la viande. Sans même chercher à convertir quiconque, vous serez étonné de voir le nombre de personnes qui dénigreront votre choix ou tâcheront de vous prouver que vous avez tort.

Incognito

Pour éviter les débats stériles avec ces rabat-joie, certains végétariens préfèrent donc rester discrets et garder leur végétarisme pour eux.
Une dissimulation incognito plus facile à mener lorsqu'on mange encore un peu de viande (poisson, ou flexitarisme) et que notre passion

végétale peut donc passer relativement inaperçue.
Difficile, en revanche, de cacher son engagement lorsque le végétarisme est total et qu'on se retrouve à table avec des amis ou de la famille.
À moins d'être Arturo Brachetti et de parvenir à faire disparaître de son assiette une aile de poulet en moins de deux secondes, il faudra bien expliquer notre désintérêt pour la viande. Et ce ne sera pas aisé de rester tranquille devant son assiette.

Manifesto

À l'inverse, d'autres végétariens n'ont aucun problème à parler de leur végétarisme. Engagés et déterminés à convaincre ceux qui les entourent du bien-fondé de leur cause, ils seront au contraire fiers d'exposer leurs convictions.
Quoi qu'il en soit, être végétarien en société, ça se prépare.
Fort heureusement, d'autres veggies ont déjà tâté le terrain et peuvent vous communiquer la recette de la conversation réussie avec un carnivore.
À chaque profil de carnivore sa réponse.

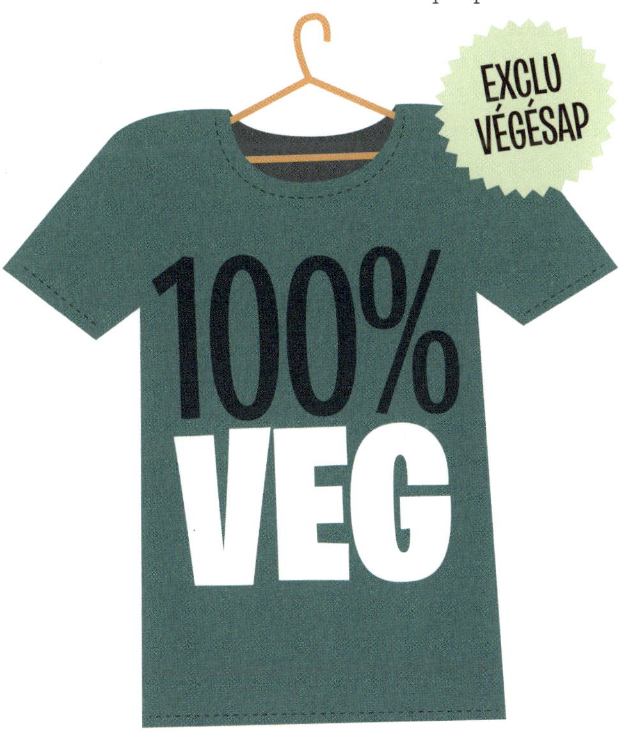

TEE-SHIRT MODÈLE « J'ASSUME À FOND »

En parler : comment et à qui ?

« Il faut que je t'avoue quelque chose... » Parfois, annoncer qu'on est végétarien ou parler de notre végétarisme nous met encore plus la pression que d'avouer qu'on a toujours eu un faible pour les chansons de Carlos. On avance en terrain miné, conscient qu'on ne peut pas en discuter de la même manière avec tout le monde.

À vos parents

Parfois, annoncer à ses parents qu'on est végétarien, c'est comme leur dire qu'on a contracté une maladie incurable. Convaincus des vertus de la viande à même de vous apporter les nutriments et minéraux essentiels à votre santé, ils se font du souci et vous imaginent déjà affamé, amaigri, le teint vert comme ces plantes que vous chérissez tant.
Le message à leur faire passer est donc : « Papa, Maman, je vais bien. »

Que faire ?
Pour faire votre coming-out, portez des vêtements colorés, si vous êtes une fille mettez un peu de rose sur vos joues, et racontez-leur toutes les activités *healthy* qui sont les vôtres. Ensuite, nul besoin de céder sous la pression et d'envoyer chaque mois vos bilans sanguins. Contentez-vous de faire lire à vos parents le passage de ce livre dédié à l'équilibre nutritionnel. Mieux, offrez cet ouvrage à vos parents (en remerciement, nous vous enverrons une carte depuis les Bahamas !).

À votre grand-mère

Dans votre plus tendre enfance, chaque fois que vous alliez chez elle, elle vous préparait ce fameux canard à l'orange que vous aimiez tant. Les albums photo familiaux regorgent de clichés de vous, une cuisse de volaille à la main et les babines couvertes de sauce. Elle le sait : c'est ce plat ingurgité régulièrement qui a fait de vous l'adulte accompli que vous êtes aujourd'hui. Comment lui annoncer votre démission sans que cela passe pour une trahison ?

Que faire ?

Rappelez-lui que vous adorez sa cuisine. Offrez-lui un livre de recettes végétariennes. Invitez-la à mettre ses talents de cordon bleu au service d'un nouveau genre gastronomique.

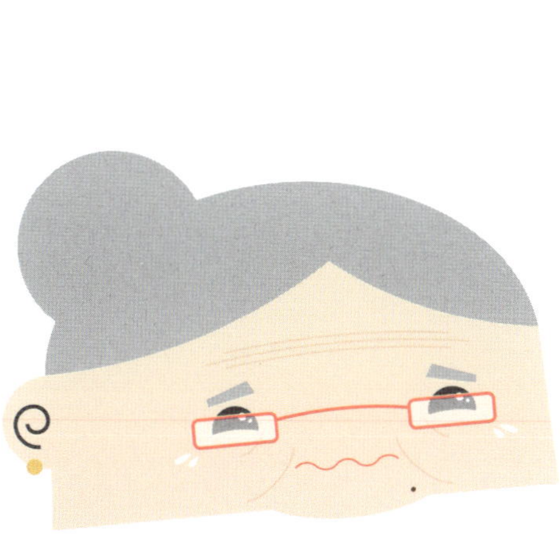

À votre compagnon/compagne

Il (ou elle) se souvient de ce premier dîner en amoureux où vous aviez commandé des pieds-paquets (deux fois). Votre changement l'inquiétera peut-être, et peut-être aussi craindra-t-il(elle) d'être obligé(e) de modifier son mode alimentaire.

Que faire ?

Rassurez-le(la) sur le fait que vous n'allez pas lui interdire de manger de la viande… et que votre nouveau régime alimentaire fournira l'occasion de goûter à de nombreux nouveaux plats et de mettre un peu de piquant dans votre train-train gastronomique.

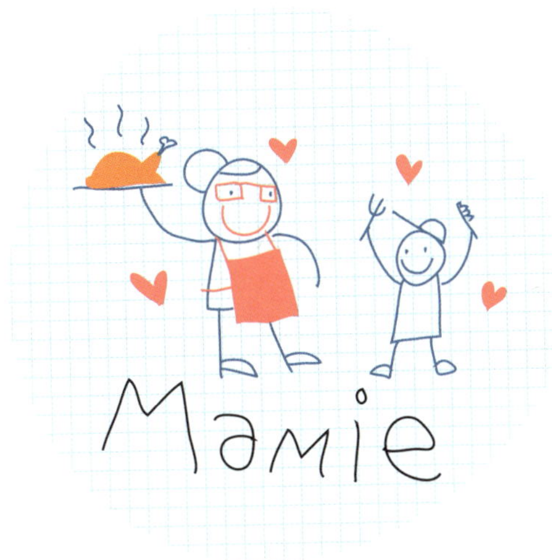

À vos collègues (de chantier)

Être végétarien quand on est un homme, c'est tendre la carotte pour se faire battre au sujet de sa virilité. La bonne viande rouge qui donne des forces, les après-midi passés dans la fumée du barbecue et les vapeurs de bière… Comment un homme – « un vrai » – pourrait-il se passer de ces saines activités sans être une gonzesse ?

Que faire ?
Pour annoncer à vos collègues votre renoncement au pâté et au T-Bone steak, ouvrez votre chemise sur l'abondante toison de votre torse (rajoutez un postiche si nécessaire), fumez trois paquets de cigarettes pour rendre votre voix plus grave, transpirez bien pour dégager des effluves « testostéronnés », puis dites-leur : « Les gars, je ne mange plus de viande parce que j'ai les couilles d'être en phase avec mes convictions. » Sur ce, crachez par terre.

À un carnivore indifférent

Lorsqu'il apprend, en vous tendant le plat de paupiettes, que vous ne mangez pas de viande, il se contente de vous dire : « Ah oui ? », avant de passer le plat à quelqu'un d'autre et de relancer la discussion sur la dernière chanson de Johnny Hallyday.
Il mange de la viande, vous non. Votre différence lui semble aussi peu sujette à polémique que le fait qu'il soit blond et que vous soyez brun.

Que faire ?
A priori, rien. Cette personne respecte votre choix, et vous avez sans doute tout à gagner à respecter le sien.
Ne vous engagez pas dans un débat ou dans l'évangélisation sous prétexte que vous sentez une ouverture bienveillante.

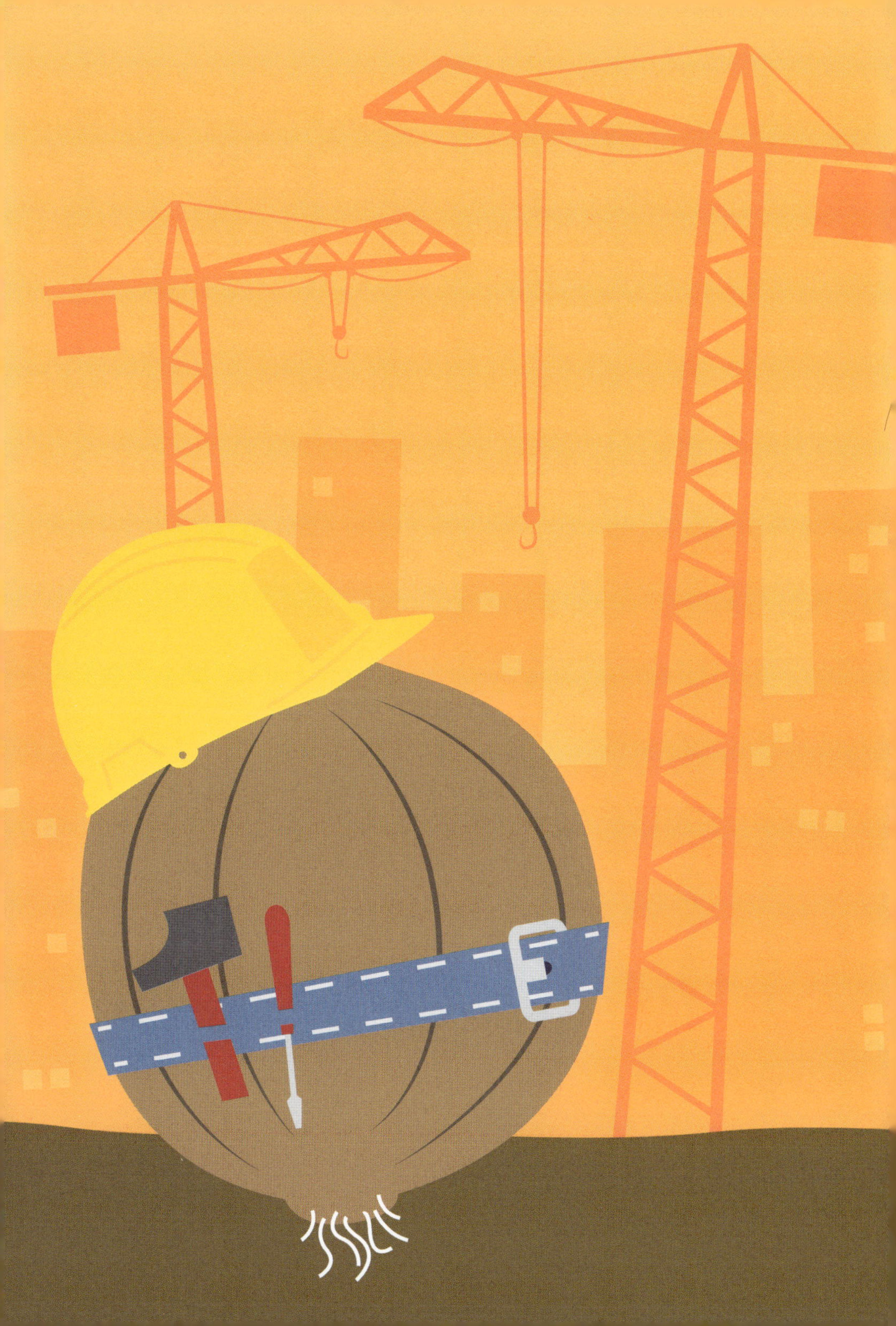

À un carnivore inculte

Cette personne a bien entendu parler du végétarisme, mais elle devait être assez loin et porter des boules Quies. Elle ne connaît rien au sujet, et ses questions auront la fraîcheur de celles des novices.

Que faire ?
Préparez-vous à expliquer que même s'il s'agit de viande blanche, les végétariens ne mangent pas de poulet, et que le poisson est aussi un animal.

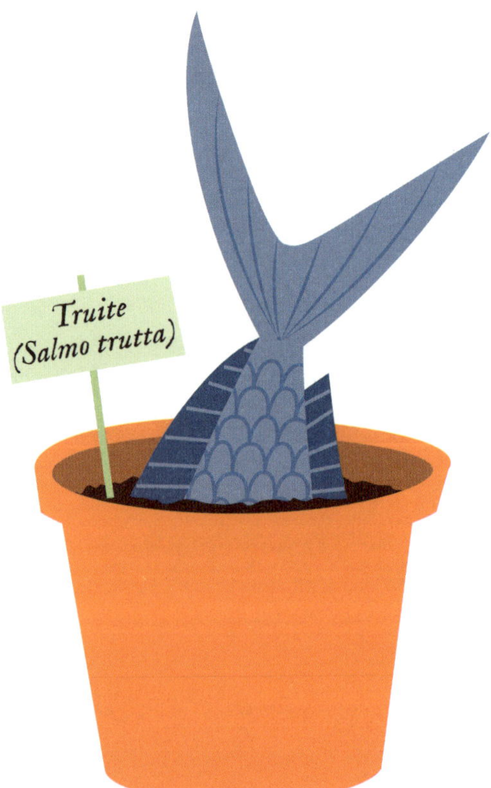

À un végétarien contrarié

Ce carnivore est tout à fait d'accord avec le végétarisme. Il reconnaît que l'élevage industriel actuel est un désastre écologique, il est ému par le sort des animaux, il conçoit que l'alimentation végétale puisse être bénéfique pour la santé... En fait, sur le principe, c'est un végétarien, sauf qu'il mange de la viande. Souvent, cette personne avance de nombreux arguments pour expliquer qu'« elle aimerait bien, mais qu'elle ne pourrait pas être végétarienne », parce qu'elle aime trop la viande, parce qu'elle fait du sport, parce qu'elle pense qu'elle n'y arriverait pas, etc.

Que faire ?
Vous pouvez encourager cette personne à réduire progressivement sa consommation de viande, lui confier les hésitations qui ont aussi été les vôtres, et la valoriser sur les conséquences de son action potentielle sur la planète.

À un carnivore gastronome

Qu'il ait, un jour, été retenu en otage par un végétarien qui ne se nourrissait que de tofu cru, ou que sa crainte ne s'appuie que sur une vision fantasmée du monde végétal, le carnivore gastronome est convaincu que la nourriture végétarienne est triste, sans goût et répétitive. Parce que, sérieusement, à part de la salade, qu'est-ce qu'on peut bien manger quand on est végétarien ?

Que faire ?

Rafraîchissez-lui la mémoire avec des noms de plats végétariens alléchants qu'il connaît sûrement. Invitez-le à dîner chez vous pour lui faire goûter votre cuisine. Si vous êtes un cuisinier déplorable, qui risque d'aggraver la réputation des veggies, ou si vous n'avez pas envie d'un dîner en tête à tête avec cette personne, contentez-vous de l'option n° 1.

À un carnivore hostile

Inspiré par les grandes heures de l'Inquisition, le carnivore hostile ne prend pas votre végétarisme au sérieux. Ou peut-être qu'au contraire il envisage votre végétarisme comme un véritable péril social et va tout tenter pour vous prouver que vous avez tort. Méprisant ou hystérique, c'est souvent lui qui, pétri de clichés et prêt à tout pour gagner la joute, va dégainer les arguments et répliques les plus consternants (voir chapitre suivant).

Que faire ?

Si vous êtes sensible à l'injustice ou à la bêtise, faire face à l'hostilité d'un carnivore peut vous transformer en animal féroce et vous faire sortir de vos gonds. Deux choix s'offrent donc à vous, quand la moutarde vous monte au nez :

- écourter la conversation et économiser votre énergie face à une personne qui n'est pas prête à écouter ni même entendre le caractère raisonnable de votre démarche ;
- sortir vos dents de sabre et répondre de manière affûtée, calme et précise. Il veut jouer ? Vous êtes prêt.

À une meute de carnivores

On connaît tous ce moment, dans une soirée, où la conversation patine. Tandis qu'un ange passe, les cerveaux s'agitent à la recherche d'un sujet de conversation qui relancerait l'élan collectif. C'est alors que quelqu'un se souvient que vous avez refusé quatre fois de goûter au pâté de tête. Les yeux se braquent sur votre assiette, composée exclusivement de végétaux. Et, tout à coup, la connexion s'opère, et les convives comprennent que vous ne mangez pas de viande. Attention, l'alcool aidant, vous pouvez devenir l'attraction de la soirée, et pas forcément pour le meilleur. Empêtré dans un débat interminable où chacun vous expliquera pourquoi il n'est pas végétarien ou pourquoi vous ne devriez pas l'être, vous trouverez cela sans doute pire que de vous faire coincer dans la cuisine par un invité bavard et saoul – une situation sociale hélas fréquente, qui n'est pas réservée qu'aux végétariens.

Que faire ?
Si votre objectif est la tranquillité, coupez court au débat en invoquant un problème digestif ponctuel ou bien le fait que vous n'aimez pas la viande – étrangement, cet argument ne suscite jamais aucune polémique.
Certains pourraient percevoir dans cette esquive de la lâcheté. Préférons y voir ce que le foudre de guerre Sun Tzu considérait comme une technique de combat et le stratagème suprême : « La fuite est la suprême politique, elle permet de conserver ses forces intactes. »
Si vous êtes prêt à entrer dans le débat ou si vous avez une folle envie narcissique qu'on parle de vous pendant des heures, pensez à la logique des films d'action : pour liquider des adversaires dix fois plus nombreux, il faut être un guerrier bien préparé. Bonne chance, jeune Padawan !

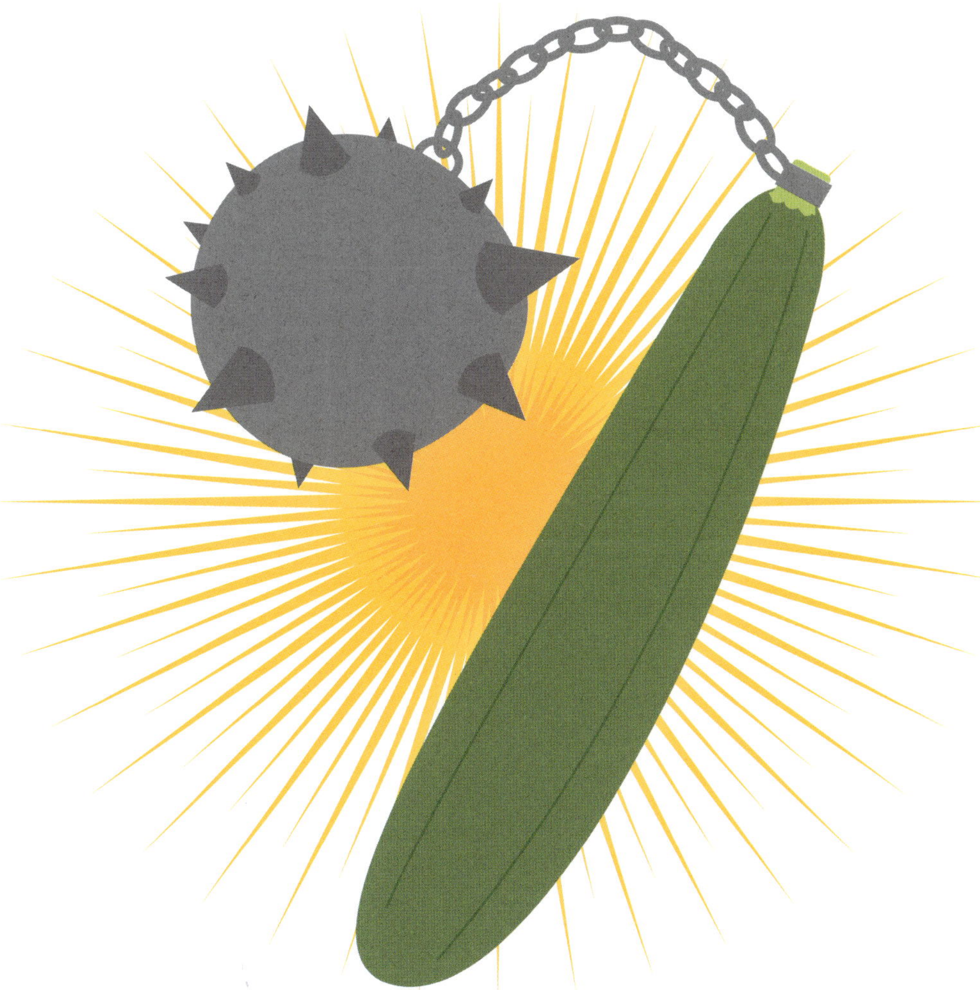

Les pires répliques antiveggies

Recueillies avec amour par des végétariens, lors de (trop) longues conversations, voici le best-of des pires répliques de carnivores... et les ripostes qui leur correspondent, si vous avez envie de répondre, après vous être recueilli dans un temps d'hébétude silencieuse et consternée.

« Et tu l'entends, le cri de la carotte qu'on arrache à la terre ? »

En fait, non, je ne l'entends pas. Peut-être parce qu'elle est arrivée aphone sur l'étal des primeurs, muette d'avoir trop crié au moment de la récolte ? Plus sérieusement, la douleur est ressentie par tout être doté d'un système nerveux central au niveau de la tête. Cela inclut l'intégralité des vertébrés, mais aussi la pieuvre, le calmar, la langouste, le crabe, la crevette, etc. Ces animaux sont donc sensibles à la douleur, capables de souffrir, et n'ont aucune chance de passer un moment délicieux lorsqu'ils sont tués.
En revanche, les végétaux n'ont ni système nerveux ni cerveau. Il n'y a dans les plantes rien qui soit comparable à ces récepteurs de douleur, neurones et parties du cerveau captant la douleur, qu'on peut retrouver chez les animaux.

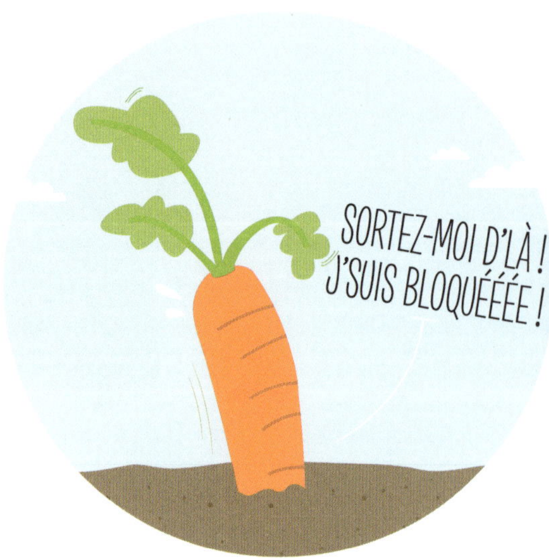

« Et tu comptes donner le droit de vote aux poules ? »

Les végétariens n'ont jamais plaidé pour que les animaux puissent vivre comme des êtres humains : louer un appartement, conduire une voiture, se saouler dans un club de strip-tease. En général, ils se contentent de vouloir accorder aux animaux les mêmes droits élémentaires que ceux dont bénéficient les humains : le droit au bien-être, le droit de ne pas souffrir par la faute d'un autre individu, le droit de ne pas être blessé ou tué par un autre homme.

Rien d'extravagant à cela : trois traités européens (Maastricht, Amsterdam et Lisbonne) ont déjà reconnu les droits de l'animal, son statut d'être sensible et sa capacité à ressentir la souffrance et le stress. Le traité européen de Lisbonne du 13 décembre 2007, ratifié par la France le 14 février 2008, contient par exemple une disposition préconisant « le respect du bien-être des animaux, être sensibles ».

Sans même parler de droit de vote, la mise en pratique de cette dernière disposition serait déjà bien suffisante.

« Si on ne mange pas les animaux, ils ne survivront pas en liberté. Ils disparaîtront. »

On entend ici la rhétorique implacable selon laquelle tuer les animaux, c'est les faire vivre. Dévoué à la cause animale, le carnivore se nourrirait de viande pour perpétuer les espèces. Certes, si tout le monde était végétarien, on n'élèverait plus d'animaux pour les manger. En revanche, on continuerait d'en élever comme animaux de compagnie ou fournisseurs d'engrais pour les cultures. On assisterait donc à une diminution du nombre de ces animaux, mais pas à leur extinction.

De plus, tous les animaux sont capables de vivre à l'état sauvage. Un seul animal domestique ne peut survivre sans l'être humain : le bombyx du mûrier, une espèce créée par l'homme pour la culture de la soie. Tous les autres animaux peuvent s'en sortir sans nous. Ils s'en sortiraient d'ailleurs bien mieux qu'avec nous puisque, aujourd'hui, ils ne quittent leurs lieux d'élevage que les pattes devant.

« En mangeant mon poulet d'élevage, je me sens aussi coupable qu'un lion dévorant une gazelle. »

C'est drôle, cette façon qu'ont les hommes de se comparer aux plus grands et nobles prédateurs. Parce qu'un homme qui mange une knack dans son canapé, c'est quand même un peu moins majestueux qu'un lion dans la savane, même s'il porte une peau de bête – enfin, surtout s'il porte une peau de bête.
Bien qu'il se rêve en prédateur de l'extrême, si l'homme était vraiment naturellement fait pour consommer de la viande, il serait capable de tuer à mains nues l'animal qu'il souhaiterait manger, pour le dévorer tout cru à pleines dents.
Qu'il se console s'il rêve de grandeur, l'homme peut toujours s'identifier à un animal végétarien plein de prestance et de puissance : le gorille, l'éléphant, le taureau, le rhinocéros ou l'hippopotame.

« C'est la nature. »

Il est quelque peu étrange d'invoquer la nature comme argument quand notre société passe son temps à vouloir la dominer. Lorsque nous nous baladerons en pagne, sur la croupe de notre cheval sauvage, et que nous forniquerons sans contraception, alors il sera peut-être temps de reprendre la nature comme modèle.

« J'adore les animaux. Surtout bien saignants, avec du sel. »

Label rouge de la blague nulle.
Ne vous sentez pas obligé de rire.
Prétextez un coup de fil à passer ou un besoin d'aller à la salle de bains : changez d'interlocuteur.

« Comment font les gens qui vivent dans le désert, où aucune plante ne pousse ? »

Eh bien, sans doute mangent-ils des animaux. Mais ce qui est nécessaire pour eux ne l'est pas pour nous.
Le fait que le lieu où nous vivons nous permette de pouvoir choisir le végétarisme est un privilège et un luxe, dans un monde où il y a encore des personnes qui doivent se contenter de ce qui leur est disponible. Ceux qui ont ce luxe peuvent facilement se passer de viande.

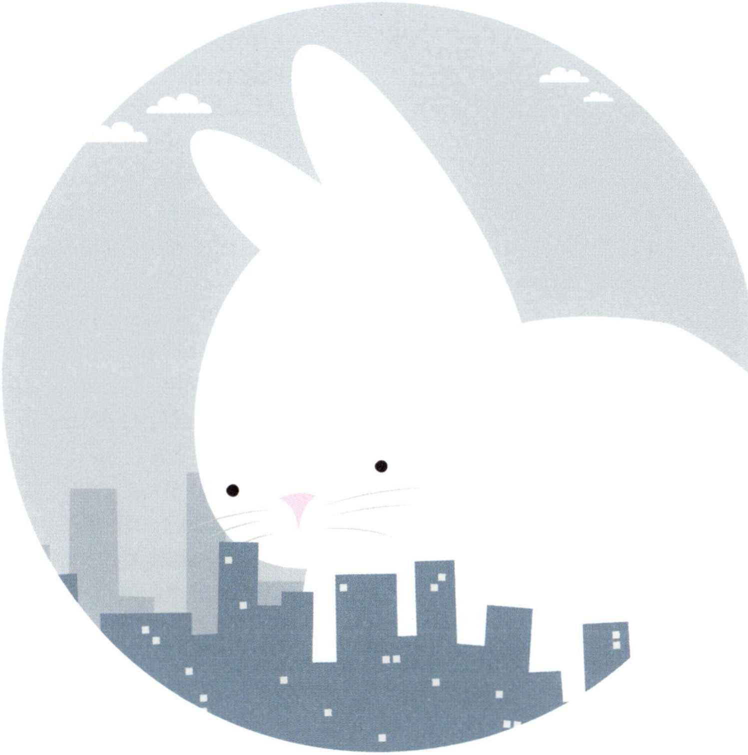

« Si on ne mange pas les animaux, ils vont prendre le contrôle de la planète. »

Cette personne a l'imaginaire très marqué par *La Planète des singes*… ou l'ergot de seigle. Elle en est sûre : si on arrêtait la production industrielle, les animaux entreraient dans les villes. Rapidement, les poulets, les agneaux et les vaches deviendraient carnivores et se mettraient à nous manger. Les lapins porteraient des costumes nazis et nous donneraient des ordres en allemand… Il faut vraiment se méfier. En vérité, il n'y a aucun risque que nous soyons envahis par des millions d'animaux d'élevage, puisque ces animaux, c'est bien « nous » qui les créons, qui les faisons se reproduire à outrance (par l'insémination artificielle, notamment…) à un rythme bien supérieur à celui de la nature. Si on arrêtait de les manger, leur nombre décroîtrait rapidement.

« Tu es trop sensible. »

Certaines personnes sont végétariennes car la mort d'un animal les bouleverse. Cette position sensible et émotionnelle est parfois dénigrée comme une vulnérabilité irrationnelle de mauviette.
Il n'y a pourtant aucune honte à ne pas vouloir faire souffrir les animaux. Le fait d'être ému par un animal ou d'avoir de l'affection pour lui ne nous empêche pas de pouvoir défendre ces animaux d'un point de vue plus « raisonnable ». On peut aimer les animaux et aussi connaître les arguments scientifiques qui plaident en faveur d'une alimentation végétarienne. On peut être à la fois un être sensible et un être pensant ; ces deux dimensions humaines n'ont rien d'incompatible.

« Le végétarisme, c'est vraiment un délire de bobo riche. »

La viande coûte beaucoup plus cher que les aliments végétaux, et il est beaucoup plus économique de s'alimenter en tant que végétarien qu'en tant que carnivore.

« C'est du gâchis de ne pas manger de viande quand on voit tous les animaux qui sont tués pour ça. »

Le consommateur est l'unique commanditaire de la mort de l'animal, puisque c'est pour répondre à ses penchants gustatifs que celui-ci a été élevé et tué. N'inversons pas la situation en le faisant passer pour un bienfaiteur nettoyeur qui se dévoue pour écouler les stocks de viande.

« Ce n'est pas ma faute si les éleveurs se comportent comme des porcs. »

Outre qu'elle n'est pas très sympa pour les porcs, cette réplique du carnivore qui achète de la viande en grande surface est tout simplement contestable. En effet, tant que nous exigerons de la viande de moins en moins chère, les éleveurs devront augmenter leur productivité.
Cette augmentation de la production en diminuant les coûts ne peut s'obtenir qu'en sacrifiant le bien-être des animaux. Ce sont donc les consommateurs qui imposent des modes de production barbares.
À l'inverse, si les consommateurs cessaient d'acheter de la viande industrielle pour préférer la viande

issue d'élevages extensifs, les producteurs seraient obligés de s'adapter. Comme disait Coluche : « Et dire qu'il suffirait que les gens n'achètent plus pour que cela ne se vende plus. »

« Si on mettait sur un canot de sauvetage un être humain et une vache, et que l'un d'eux devait mourir, lequel épargnerais-tu ? »

Si les motivations de votre végétarisme sont prioritairement liées à un respect suspect pour les animaux, vous serez tôt ou tard soumis à cette enquête de mœurs : préférez-vous les animaux ou les êtres humains ?

Si vous êtes contraint de répondre à cette dernière question (par exemple, si vous êtes coincé sur un canot de sauvetage avec la personne qui vous l'a posée, ou si vous n'avez pas de bombe lacrymogène sur vous), vous pouvez rappeler que ce scénario n'a presque aucune chance de se produire, et inviter votre interlocuteur à méditer sur une autre question : « Si tu vivais sur une planète avec une incroyable variété d'aliments végétaux à ta disposition, et que tu avais le choix de te nourrir uniquement de ces aliments pour mettre fin à des conditions d'élevage épouvantables et protéger ta planète d'un désastre écologique et sanitaire... Que ferais-tu ? »

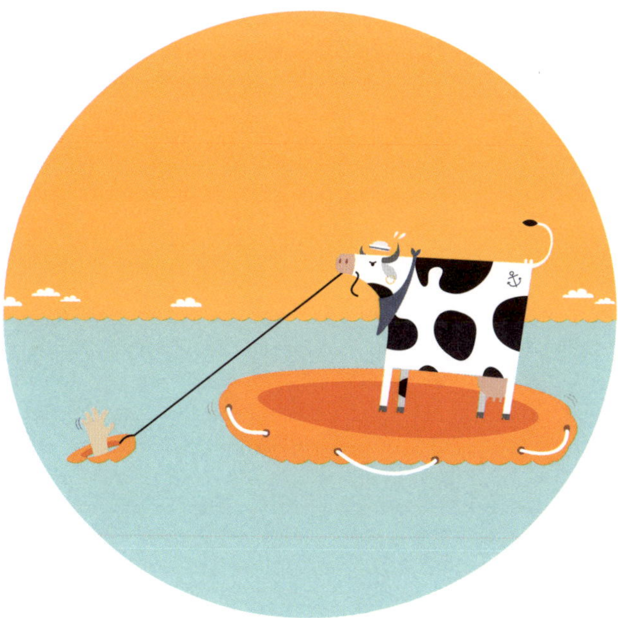

« Tu ferais mieux de t'occuper des êtres humains. »

Être végétarien n'empêche nullement de s'occuper des êtres humains. Pourtant, même si les végétariens étaient des monstres d'amoralité, même s'ils étaient le genre de personnes à refuser de prêter leur skateboard à un cul-de-jatte, même dans ce cas, leur alimentation aurait un impact positif sur le monde et ses habitants.

Il est prouvé que le végétarisme est bénéfique pour la santé de l'homme et pour son environnement, et qu'il œuvre ainsi pour une meilleure qualité de vie humaine à court, moyen et long terme. Qui plus est, si l'humanité était végétarienne, 1,5 milliard d'êtres humains pourraient être nourris avec les protéines végétales destinées aujourd'hui à l'alimentation des animaux de consommation.

Rien qu'en changeant la composition de son assiette, on s'occupe donc du sort des animaux ET de celui des hommes.

« Hitler était végétarien. »

Et Joseph Staline, Pol Pot, Slobodan Milošević, Benito Mussolini et Augusto Pinochet mangeaient de la viande. Soit dit en passant, les historiens Élisabeth Hardouin-Fugier et Rynn Berry ont confirmé dans leurs travaux respectifs qu'Hitler n'était pas végétarien. Il rejoint donc la longue liste des tyrans mangeurs de viande.

« Est-ce que tu suces ? »

Vous avez ici affaire à un cas de possession par l'esprit de Jean-Marie Bigard, ou à une personne qui n'a pas compris que, lors d'une fellation, on ne mangeait pas le sexe de son partenaire. (Avertissement : n'ayez pas de relations sexuelles avec cette personne !)

Une étude a été menée en 2011 par des étudiants de Harvard. Après avoir interrogé des personnes suivant différents régimes alimentaires sur leurs pratiques sexuelles, ils ont découvert que les végétariens étaient plus nombreux que les autres à pratiquer le sexe oral. Donc, non seulement les végétariens sucent, mais plutôt plus que les autres !

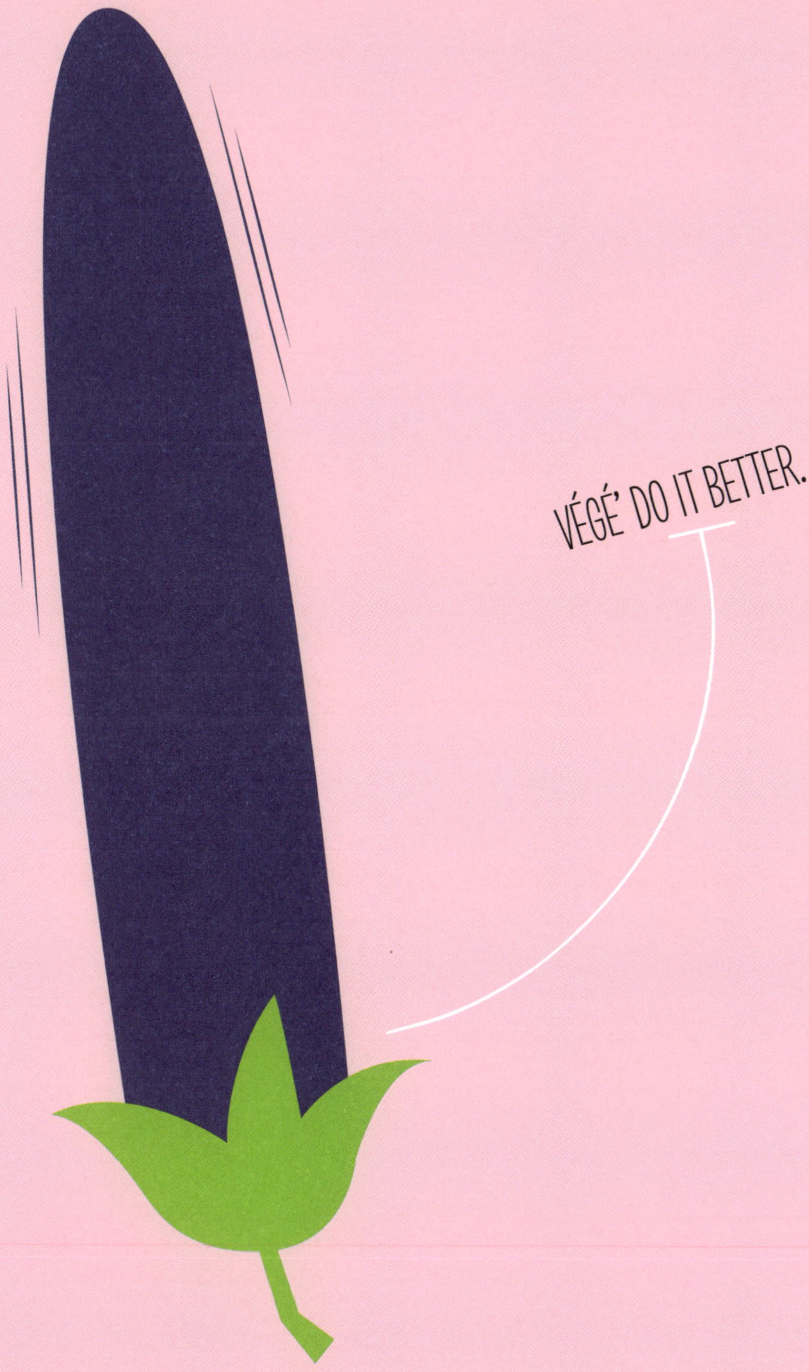
VÉGÉ' DO IT BETTER.

« Si on commence à réfléchir à ça, on ne fait plus rien. »

Cette réplique émane d'une personne qui connaît les conséquences écologiques, sanitaires et éthiques de sa consommation de viande, mais qui a choisi de détourner le regard, pour continuer de contempler des saucisses... ou se raconter des histoires : « Et alors, on dirait que l'animal a été élevé au milieu des champs, et qu'une nuit, il s'est paisiblement endormi sur un oreiller de fleurs. Et c'est là qu'un fermier qui passait par là l'a délicatement récupéré. Son âme a rejoint la petite souris, Michael Jackson et la marmotte qui met le chocolat dans le papier d'alu. » Comme le chantait Billy Joel, « Honesty is such a lonely word »... Pourtant, si nous préférons penser à autre chose, si nous avons du mal à regarder notre consommation de viande en face, peut-être ne devrions-nous pas la perpétuer...

« C'est contradictoire, ce n'est pas logique. »

Il arrive qu'un carnivore vous coince dans les cordes et vous assaille de questions jusqu'à trouver LA faille dans votre raisonnement (par exemple, vous avez déjà tué un moustique). Alors, il jubile et décrète que cette contradiction remet totalement en question le bien-fondé de votre végétarisme. Or, être végétarien est un chemin de vie que l'on suit avec notre courage, notre bonne volonté, mais aussi nos limites et nos insuffisances. Les végétariens ne sont pas des héros infaillibles, obéissant à un théorème mathématique ou à un système dogmatique. Ce sont des personnes qui considèrent qu'agir pour un monde plus juste, même de manière limitée, est toujours préférable à ne pas agir du tout.
Oblige-t-on, à l'inverse, les carnivores à être « logiques » et à aligner chacun de leur comportement sur le fait qu'ils mangent de la viande ? Dans ce cas, serait-ce bien « logique » de s'émouvoir devant Babe le cochon devenu berger, de trouver son chien sensible et intelligent, de s'extasier devant les chats sur Facebook et de continuer à bâfrer de la chair animale ?

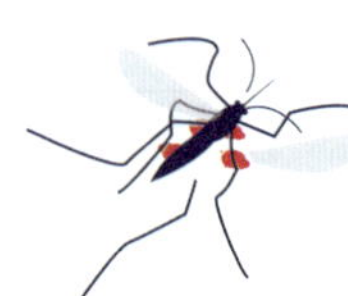

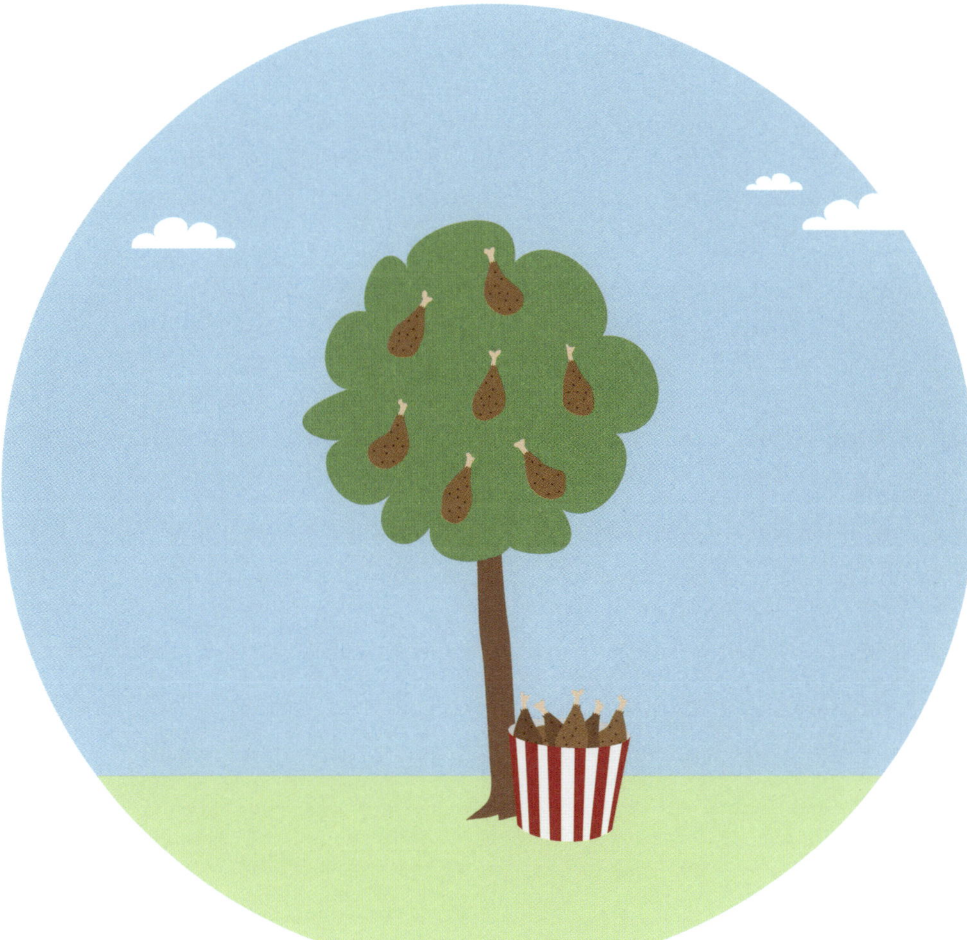

Conclusion

Êtes-vous prêt à être végétarien ?

Au fil des 135 dernières pages, nous espérons vous avoir éclairé et même convaincu des bienfaits du végétarisme pour vous-même, pour les animaux et pour la planète. Pour mesurer notre efficacité et prendre la jauge de votre température végétarienne, répondez au quizz suivant !

On vous présente une saucisse lors d'un barbecue.

■ *Quoi ? Une seule saucisse ? Voleurs ! Radins ! Harpagons !*

● Je la saisis et la mange goulûment. C'est trop bon pour résister.

▲ Qu'est-ce que je pourrais bien faire d'une saucisse alors que j'ai déjà de délicieuses brochettes de légumes et de halloumi ?

La crevette est-elle un animal ?

■ Oui.

▲ Non.

● Ne se prononce pas.

Un végétarien peut-il manger du poulet ?

■ Oui, c'est de la viande blanche.

▲ Non.

● Vous me tendez un piège, ou quoi ?

Vous croisez dans la rue un homme pâle, maigre, aux cheveux longs sur les côtés mais chauve sur le dessus, en peignoir de bain.

■ C'est un végétarien !

▲ C'est un clochard !

● C'est un hipster !

On vous présente un légume étrange (un panais, un pâtisson...).

■ J'ai peur. / Je hurle. / Je m'évanouis. / Je change de pays et d'identité.

● Intrigué, je me renseigne sur la façon de le cuisiner.

▲ Je le connais déjà ! Non, mais vous me prenez pour qui ?

60 milliards d'animaux terrestres meurent chaque année pour la consommation de viande. Qu'est-ce que ça vous inspire ?

■ Ils l'ont bien mérité.

● Ça me fait regarder bizarrement ma barquette de jambon.

▲ Ça me révolte.

« Si on laisse faire les végétariens, on va être envahis d'animaux, à qui on finira par accorder le droit de vote. Rapidement, ils viendront même nous dévorer dans nos maisons pour se venger de ce qu'on leur a fait subir. »

Ce scénario vous paraît-il plausible ?

■ Extrêmement plausible.

● Extrêmement plausible dans un film de science-fiction sorti directement en VHS en 1988.

▲ Allô, l'hôpital ? J'ai quelqu'un pour vous ! Il est bien mûr !

Avez-vous lu ce livre ?

▲ Oui.

● Pas tellement, mais, en revanche, j'ai fait tout le quizz !

■ Carrément ! C'est *Le Comte de Monte-Cristo*, c'est ça ?

RÉPONSES

Vous avez une majorité de ▲
Vous êtes absolument prêt à rejoindre la grande famille des veggies. Nous vous félicitons, nous vous tressons des couronnes de fanes de radis et vous souhaitons la bienvenue en chantant : « Il est des nô-ôtres, il a mangé son tofu comme les au-autres ! »

Vous avez une majorité de ●
Vous êtes sympathisant végétarien et conscient des bienfaits du végétarisme, mais pas encore tout à fait prêt à passer le cap. Pas besoin de vous jeter à corps perdu dans le régime végétal ; la réduction de votre consommation de viande vous amène déjà vers une vie plus saine, plus éthique et plus écologique !

Vous avez une majorité de ■
On ne va pas se mentir, vous êtes récalcitrant. Mais la vie est pleine de surprises, et – paraît-il – seule une certaine catégorie de population ne change pas d'avis... Rien ne dit qu'un jour vous n'échangerez pas vos rillettes de canard contre une bonne galette de céréales ! Gardez ce livre au cas où, au lieu de le revendre pour vous payer un tartare. Il pourra vous aider le moment venu.

Table de matières

Introduction 7

1. ÊTRE VEGGIE : HISTOIRE ET TRIBUS **9**

Les différentes familles 10
Végétarien 11
Pesco-végétarien 11
Végétalien 11
Vegan 12
Flexitarien 12
De tous les horizons 13
La carte du végétarisme dans le monde 14
Le végétarisme à travers les âges 16
L'affaire des canines : l'homme des origines était-il carnivore ? 16
L'homme des cavernes, ce modèle 18
Dépasser le « naturel » et changer l'histoire 19
Le panthéon végétarien 20
Adam et Ève 20
Pythagore 21
Plutarque 21
Saint François d'Assise 21
Charles Darwin 22
Arthur Schopenhauer 22
Franz Kafka 22
Léon Tolstoï 22
Mahatma Gandhi 24
Albert Einstein 24
Milan Kundera 25
Bill Clinton 25
Natalie Portman 25
Mais aussi... 25

2. POURQUOI ÊTRE VÉGÉTARIEN ? **27**

Un végétarien est un carnivore informé 28
1001 raisons 28
Désinformation 29
La condition animale 30
Élevage industriel 30
Abattage 31
La poule et l'œuf 32
La pêche industrielle 34
L'élevage : sale histoire pour les poissons 35
La souffrance animale 36
L'écologie 38
Une question sérieuse 38
Consommation d'eau 39
Gaz à effet de serre 40
Pollution 43
Déforestation 43
La faim dans le monde 44
Des terres prises en otage 45
Répartir les ressources végétales 45
La santé 46
Grandes enquêtes 46
Cholestérol 47
Anticancer 47
Contamination animale 48

Antibiorésistance 48
Manger des poules qui mangent leur caca 49
Le prix 50
Le goût 51
Quelques lectures pour aller plus loin 52

3. DEVENIR VÉGÉTARIEN 55

Peur sur l'assiette 56
La peur de l'ennui : « La bouffe végétarienne, c'est triste. » 57
La peur de l'herbe : « Être végétarien, c'est ne manger que de la salade. » 57
La peur du vide : « Si tu supprimes la viande, il ne reste rien. » 58
La peur de la différence : « Le végétarisme, c'est pas bien d'chez nous. » 58
Le mythe des carences alimentaires 60
Une alimentation saine et équilibrée 60
Le point sur les protéines 61
Fer 63
Calcium 63
Vitamine B12 63
Végétarisme et sport 64
Un régime d'athlète 65
Jeu, set et match 65
Fort comme une tomate cœur de bœuf 65
Les 10 commandements de l'apprenti végétarien 66
Soyez motivé ! 66
Allez-y progressivement 66
Faites-vous plaisir 67
Ne vous mettez pas trop la pression... 68
... mais restez fort 68
N'ayez pas honte 68
Documentez-vous 69
Entourez-vous 70
Ne jugez pas trop les carnivores 71
Soyez un ambassadeur 71
Réinventer sa consommation de viande 72
Radicalité et pragmatisme 72
Les élevages traditionnels 73
Manger de la viande à tous les repas 73

4. LA CUISINE VÉGÉTARIENNE 75

Où et comment faire ses courses ? 76
Les mêmes magasins qu'avant 77
Le magasin bio 77
Les magasins exotiques 78
Les marchés 78
Petit à petit, le veggie fait son nid 78
Les classiques du placard 80
Les légumineuses 80
Les céréales 81
Les fruits et les légumes frais 81
Le tofu 82
Le tempeh 83
Le seitan 83
Les laits végétaux 83
Les graines 83
Les noix 85
Les huiles 85
Les aliments inédits 86
Le gomasio 86

Les purées d'oléagineux 86
Le tamari et le shoyu 86
Les algues 88
Les protéines de soja texturées 88
L'agar-agar 88
La viande sans viande 89
Les faux amis : la matière animale *under cover* 90
La gélatine 91
La présure 91
Le vin 91
Cuisiner veggie 92
Adaptez vos plats préférés en version veggie 92
Cuisinez autrement 92
Comptez sur le soutien du « tout fait » 94
Une assiette complète 94
Trouver l'inspiration sur les blogs 96
Une bibliothèque alléchante 98

5. VEGGIE AU QUOTIDIEN 101

Gérer les invitations à dîner 102
Chez quelqu'un que vous ne pouvez pas prévenir 102
Chez un ami 102
À un barbecue 103
Au restaurant 104
Les restaurants étrangers 104
Les restaurants traditionnels 104
Les restaurants végétariens 105
Les bonnes adresses à Paris 105
Amour et végétarisme 106
L'amour entre veggies 107
L'amour au-delà de la viande 107
Voyager végétarien 110
#1 Inde 110
#2 États-Unis 110
#3 Italie 111
#4 Londres 111
#5 Jérusalem 111
#6 Liban 111
#7 Taipei, Taïwan 111
Autres destinations 112
Les festivals végétariens 112
En avion 113

6. LE COMING-OUT VÉGÉTARIEN 115

Le dire ou pas ? 116
Une sortie de placard sécurisée 116
Les haters 116
Incognito 116
Manifesto 117
En parler : comment et à qui ? 118
À vos parents 118
À votre grand-mère 119
À votre compagnon/compagne 119
À vos collègues (de chantier) 120
À un carnivore indifférent 120
À un carnivore inculte 122
À un végétarien contrarié 122
À un carnivore gastronome 123
À un carnivore hostile 123
À une meute de carnivores 124
Les pires répliques antiveggies 126

Conclusion
Êtes-vous prêt à être végétarien ? 136

THE END

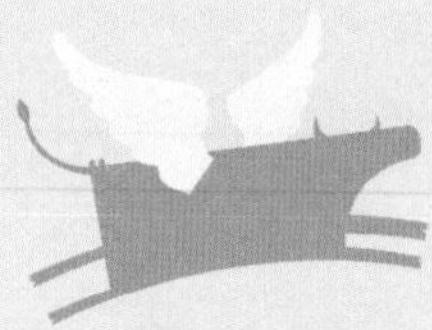

LES GUIDES DU CHÊNE

DES GUIDES PAS COMME LES AUTRES

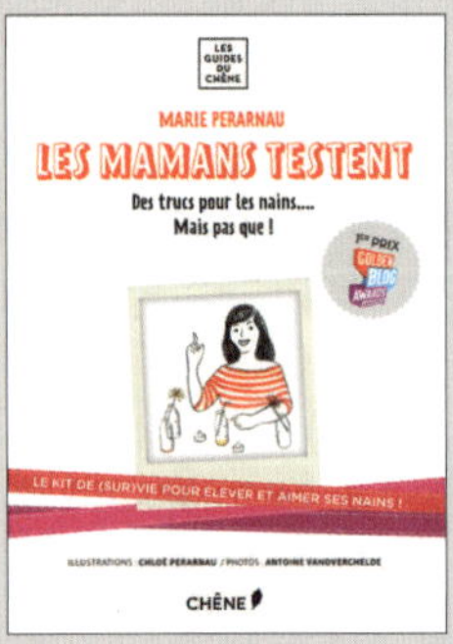

Les mamans testent

Marie Perarnau, Chloé Perarnau, Antoine Vanoverschelde

Le kit de (sur)vie pour élever et aimer ses enfants !

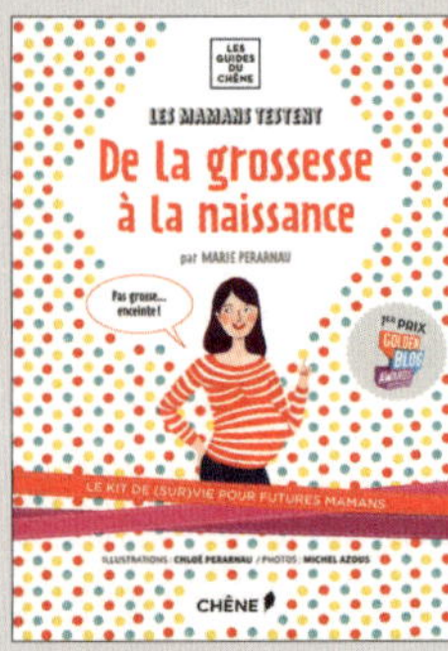

De la grossesse à la naissance

Marie Perarnau, Chloé Perarnau, Michel Azous

Le kit de (sur)vie pour futures mamans !

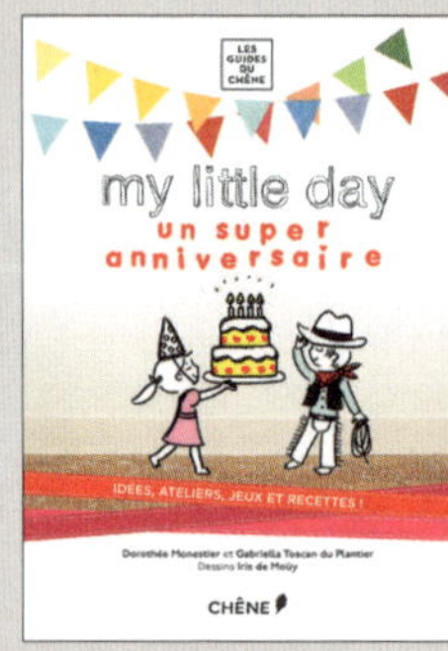

My Little Day

Gabriella Toscan du Plantier, Dorothée Monestier, Iris De Moüy

Tout pour organiser l'anniversaire de votre enfant.

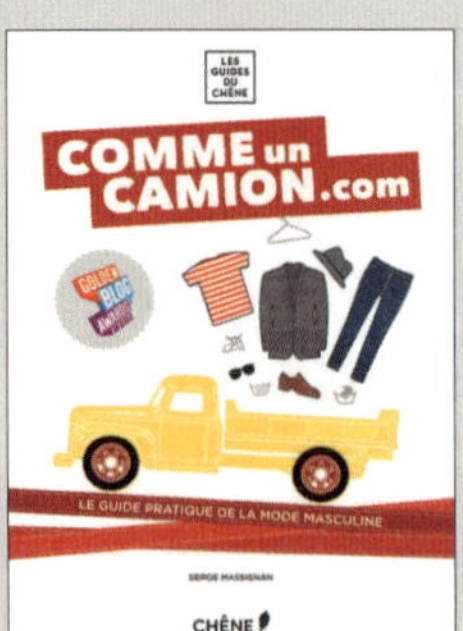

Commeuncamion.com

Serge Massignan

Le guide pratique de la mode masculine.

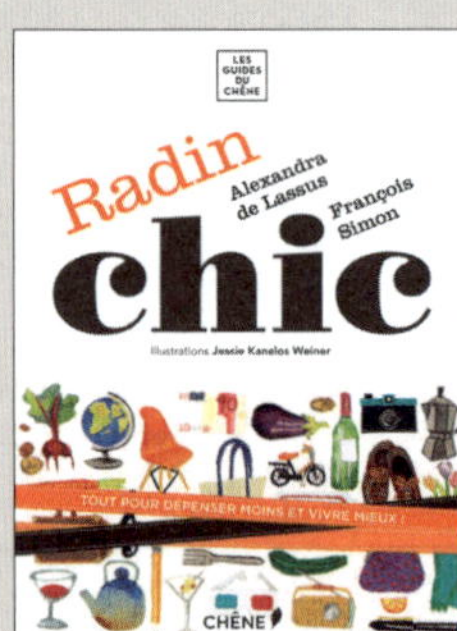

Radin chic

François Simon, Alexandra de Lassus

Découvrez un nouvel art de vivre.

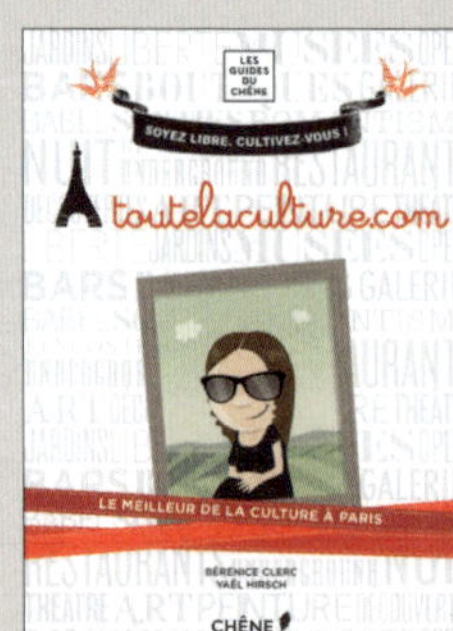

Toutelaculture.com

Bérénice Clerc, Yaël Hirsch, Vaïnui de Castelbajac

Toute la culture à Paris.

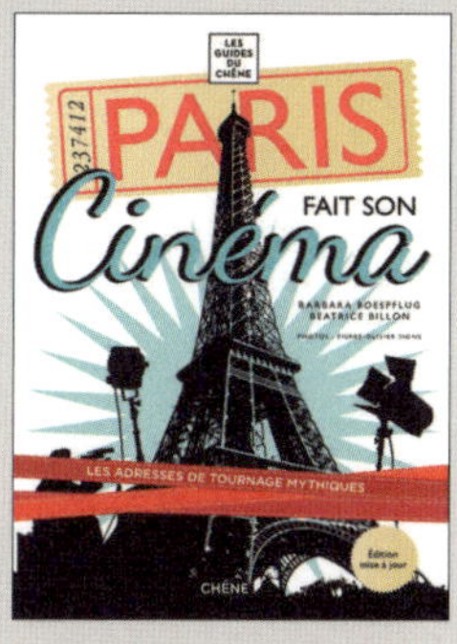

EXISTE EN VERSION **ANGLAISE**
EXISTE EN VERSION **NUMÉRIQUE**

Paris fait son cinéma

Barbara Boespflug, Béatrice Billon, Pierre-Olivier Signe

Le guide des 101 adresses mythiques qui ont inspiré les plus grands films.

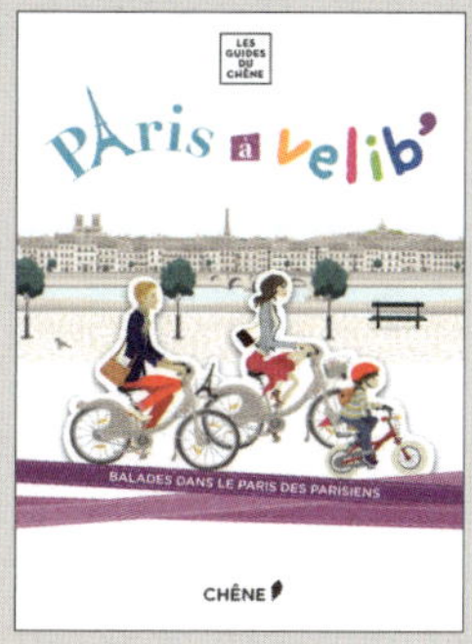

EXISTE EN VERSION **ANGLAISE**
EXISTE EN VERSION **NUMÉRIQUE**

Paris à Vélib'

7 itinéraires cyclables pour découvrir Paris autrement.

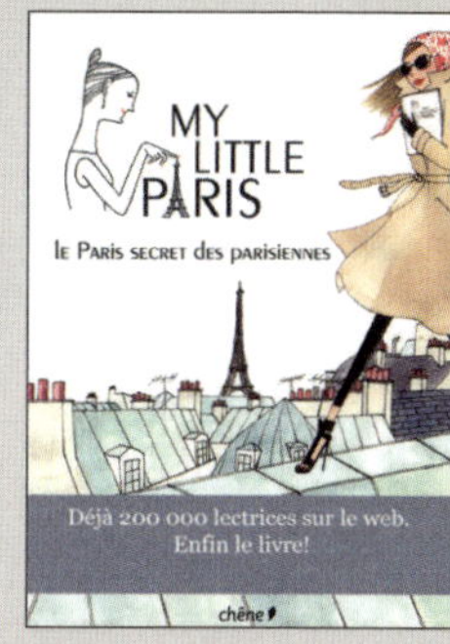

EXISTE EN VERSION **ANGLAISE**

My Little Paris

My Little Paris, Kanako

Les meilleures adresses secrètes et insolites des Parisiennes !

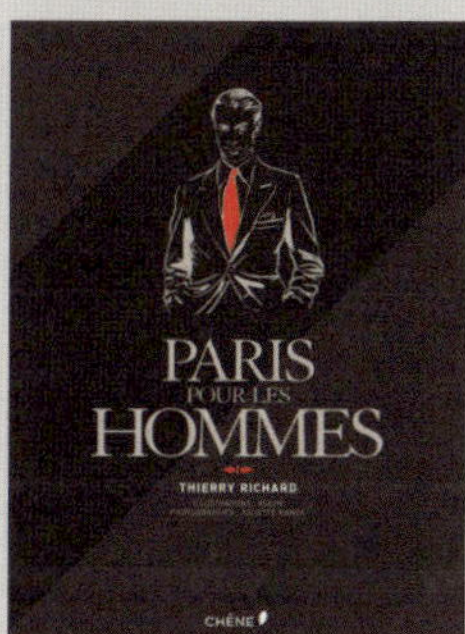

EXISTE EN VERSION **ANGLAISE**
EXISTE EN VERSION **NUMÉRIQUE**

Paris pour les hommes

Thierry Richard, Aseyn, Juliette Ranck

Le premier *city guide* conçu pour vous, les hommes... qui aimez Paris et ses plaisirs.

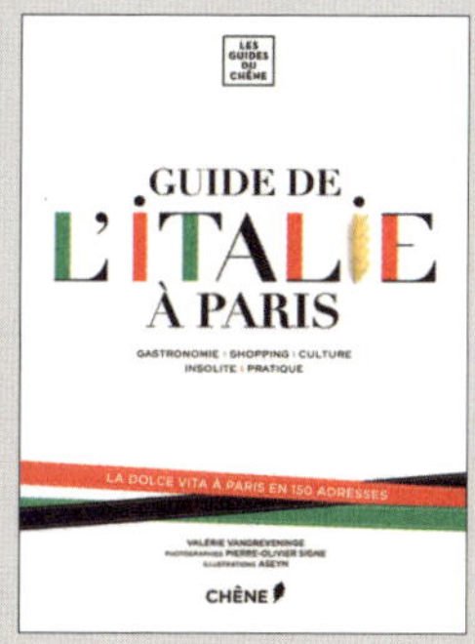

Guide de l'Italie à Paris

Valérie Vangreveninge, Pierre-Olivier Signe

La *dolce vita* à Paris en 150 adresses.

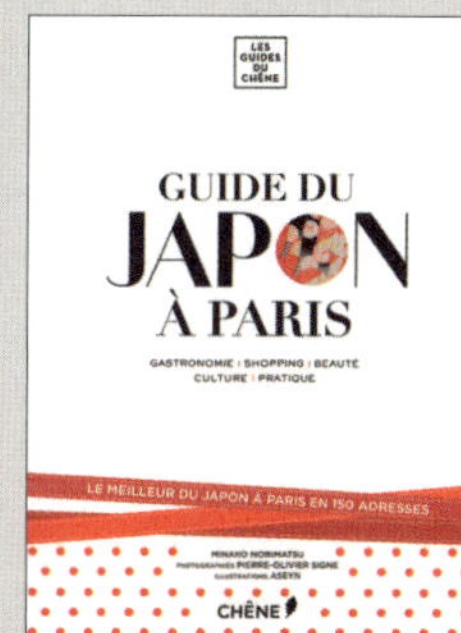

Guide du Japon à Paris

Minako Norimatsu, Pierre-Olivier Signe

Le meilleur du Japon à Paris en 150 adresses.

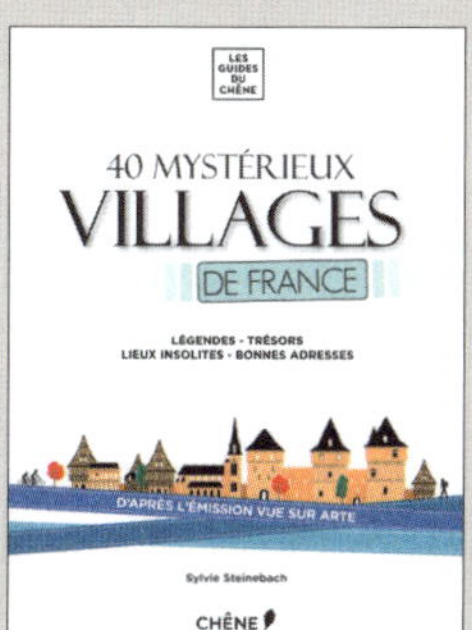

40 mystérieux villages de France

Sylvie Steinebach

Légendes, trésors, cryptes, reliques. Le guide des villages les plus surprenants.

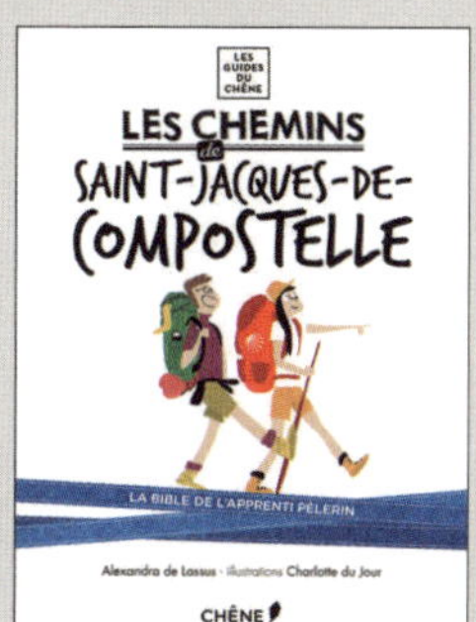

Les chemins de Saint-Jacques-de-Compostelle

Alexandra de Lassus, Charlotte du Jour

La bible de l'apprenti pèlerin.

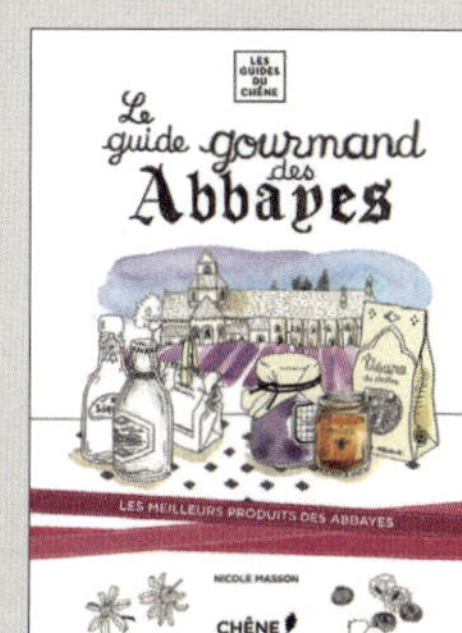

Le guide gourmand des Abbayes

Nicole Masson

Le guide pour allier curiosité culturelle et gourmandise.

Remerciements

Merci à tous ceux – illustres anonymes, auteurs, blogueurs, enseignants, militants, cuisiniers de talent – qui nous ont fait découvrir la joie et la fierté d'être végétarien, et qui nous ont inspiré dans la réalisation de ce livre.
Merci à Françoise Degenne pour sa relecture experte, et à Laura Yates pour ses suggestions de végétarienne avertie.
Merci à nos proches, pour leur bienveillance et leur curiosité, quand le sujet du tofu arrive sur la table.
Merci à tous les végétariens et vegans qui continuent de défendre leurs convictions avec ténacité, courage et humour.
Enfin, merci à tous les carnivores intéressés ou hostiles qui nous permettent d'approfondir et de préciser ce en quoi nous croyons.

www.editionsduchene.fr

Responsable éditoriale : Flavie Gaidon assistée de Camille Mansour
Directrice artistique : Sabine Houplain assistée de Claire Mieyeville
Conception et réalisation graphique : Laura Yates
Lecture-correction : Karine Elsener et Valérie Mettais
Fabrication : Marion Lance
Partenariat et ventes directes : Mathilde Barrois (mbarrois@hachette-livre.fr)
Relations presse : Hélène Maurice (hmaurice@hachette-livre.fr)

Photogravure :
APS Chromostyle

Édité par les Éditions du Chêne
43, quai de Grenelle
75905 Paris Cedex 15

Achevé d'imprimer en janvier 2014
par Estella Gráficas en Espagne

Dépôt légal : février 2014
ISBN 978-2-81230-961-8
32/3915/9-01